食管癌中医研究系列丛书

总主编　郑玉玲

主　审　李成文

食管癌古今方剂精选

主编／刘培民　孙宏新　李洪霖

全国百佳图书出版单位

中国中医药出版社

·北　京·

图书在版编目（CIP）数据

食管癌古今方剂精选 / 刘培民，孙宏新，李洪霖主编 .—北京：中国中医药出版社，2023.4

（食管癌中医研究系列丛书）

ISBN 978 – 7 – 5132 – 7795 – 2

Ⅰ . ①食… Ⅱ . ①刘… ②孙… ③李… Ⅲ . ①食管癌—方剂—汇编

Ⅳ . ① R289.55

中国版本图书馆 CIP 数据核字（2022）第 163341 号

中国中医药出版社出版

北京经济技术开发区科创十三街 31 号院二区 8 号楼

邮政编码　100176

传真　010-64405721

河北联合印务有限公司印刷

各地新华书店经销

开本 787×1092　1/16　印张 18.25　字数 413 千字

2023 年 4 月第 1 版　2023 年 4 月第 1 次印刷

书号　ISBN 978 – 7 – 5132 – 7795 – 2

定价　78.00 元

网址　www.cptcm.com

服 务 热 线　010-64405510

购 书 热 线　010-89535836

维 权 打 假　010-64405753

微信服务号　zgzyycbs

微商城网址　https://kdt.im/LIdUGr

官 方 微 博　http://e.weibo.com/cptcm

天猫旗舰店网址　https://zgzyycbs.tmall.com

如有印装质量问题请与本社出版部联系（010-64405510）

第二批国家中医临床研究基地建设单位

（国中医药科技函〔2018〕131号）

中医药传承与创新"百千万"人才工程（岐黄工程）岐黄学者

（国中医药人教函〔2018〕284号）

2022年全国名老中医药专家传承工作室建设项目

（国中医药人教函〔2022〕75号）

编 委 会

序

根据中医学典籍记载，食管癌在我国北方地区高发已经有两千余年的历史。1957 年 11 月，周总理在北京召开"全国山区生产座谈会"，杨贵（时任河南省林县县委书记）报告林县有"三不通"，即"水不通、路不通、食管不通"，并说"水和路不通的问题，我们齐心协力，可以解决，但食管不通请求国家给予帮助"。周总理高度重视这个问题。1958 年，中国医学科学院肿瘤医院刚成立，8 月 10 日，总理即指示副院长李冰带领研究人员往林县开展调研。相关人员立即出发，他们从两个大队开始，按流行病学的要求，对食管癌的发病率及病死率进行正规调查，又逐渐推广到全县 15 个公社。经过一年多的艰苦工作，收集了全县的资料，从中发现了一些规律。接着，李冰等科研人员对安阳地区 12 个市县的 1000 万人口开展调查，结果发现，越接近太行山的县，发病率越高。随后，他们对晋、冀、豫三省的 18 个县的 5000 万人口进行调查，进一步掌握了食管癌的发病规律和病因线索。周总理看到李冰等科研人员绘制的三省一市食管癌发病率情况的地图和报告后，称赞说："像林县这样的点，应该坚持，还要多搞一些。"

1959 年，吴英凯教授组织了著名的"华北三省一市食管癌防治科研协作组"，开启了地区大协作。1966 年，我作为我院第一批医疗队的成员来到林县，从此和林县百姓及参加协助研究的河南同道们结下半个多世纪的不解之缘。2005—2020 年，我受聘担任郑州大学博士研究生导师，为河南培养了几十位临床肿瘤学博士，郑玉玲教授就是其中之一。

中医中药是祖先给我们留下的瑰宝，几千年来保护了中华民族的繁衍健康。历届国家领导人高度重视中医药发展，多次作出重要指示，要遵循中医药发展规律，传承精华，守正创新，加快推进中医药现代化、产业化；建立中药特色审评证据体系，重视循证医学应用，探索开展药品真实世界证据研究。将证据放到中心位置，是对中医药监管理念的重要变革。我国中医药在临床医疗服务和保障健康事业中发挥着重要作用，传统中医药有长期的经验积累，是我国医药创新的重要来源，用现代科学技术诠释和论证中医药的博大精深，使其走向现代化，是现代药品监管人和医药人的职责和使命。

郑玉玲教授曾任河南中医药大学校长多年，中医学功底和临床经验皆较丰厚。为了响应时代的要求，并向广大同道们提供完善的参考资料，郑教授组织编写了本套《食管癌中医研究系列丛书》，内容源自两千余年传统医学典籍中对食管癌的记载，搜集整理了历代防治食管癌的医案和1949年以来相关的研究资料。这一尝试，无疑创作出了具有重大参考价值的典籍得以流传后世。

我国在食管癌流行病学、病因研究、营养干预、早期发现、早期治疗等方面皆取得了举世瞩目的成果。太行山区食管癌的发病率和病死率均有一定程度的下降。河南省林县已经改为林州市，"三不通"也已得到明显的改善。目前林州市已被世界卫生组织誉为"在基层开始肿瘤防治的典范"，在食管癌防治方面取得了明显成效。

越是有分量的著作，越要全面、精准，更要经得起历史的考验。历代中医典籍所载食管癌个案经验虽多，但限于当时条件，未能进行精准的统计，给编写带来了极大的难度。另外，本书的编写涉及我国对食管癌的西医学研究，虽然现代研究成果将在另一专著中详细介绍，但我希望在后续的工作中能将其结合并进一步完善，并编写方便以后研究的索引，以期更好地承上启下，传承创新，推动大家开展新的研究课题，从而能够向全球作出我国在食管癌防治方面的重大贡献。

中国工程院院士

中国癌症基金会副主席

亚洲临床肿瘤学会名誉主席

2022 年 6 月 6 日

前言

　　中国食管癌的发病率和病死率均居世界首位。由于本病在流行特征、组织学发生和发病危险因素等方面与欧美国家存在较大差异，因此要降低食管癌的发病率和病死率，我国的肿瘤研究者和医务人员必须根据国情，依靠中西医结合的方法来解决。

　　中医古籍文献没有"食管癌"的病名，但早在《黄帝内经》中就有与之相关的记载，如"膈塞闭绝，上下不通，则暴忧之病也""食饮不下，膈塞不通，邪在胃脘"，并认为"三阳结谓之膈"。宋代严用和则在《济生方》中首先提出"噎膈"病名。历代医家在对其病因病机及治法方药不断深入研究的过程中，积累了丰富的诊疗经验。如东汉张仲景创制了大半夏汤治疗暮食朝吐、朝食暮吐的反胃；用小半夏汤治疗浊气上逆，呕吐痰涎；旋覆花代赭石汤治疗吐后痞硬、噫气不除。这些经方用于中晚期食管癌患者出现噎塞不下、呕吐痰涎常获得较好的效果。宋代《太平惠民和剂局方》记载丁香透膈汤治疗脾胃虚弱、痰气郁结的噎膈，沈括在《苏沈良方》中创制出软坚散结的"昆布丸"治疗噎膈等。金元时期，刘完素、张子和主张用攻法，李东垣常用养血行瘀法，朱丹溪则重视滋阴降火治疗本病。明代张景岳则提出治噎膈大法，当以调理脾肾为主。清代医家对本病的研究进一步深入，摸索出许多行之有效的治疗方法，并撰有专著加以论述，如姜天叙的《风痨臌膈四大证治》，吴苍山、吴仲宪父子的《医学噎膈集成》等。

　　新中国成立以来，人民政府对本病予以高度重视，于20世纪50年代初即由国家和河南省联合组织医疗队，深入食管癌发病率最高的河南省林县开展对该病的基础、临床研究。以沈琼教授、孙燕院士、陆士新院士、裘宋良教授、王立东教授为首的一大批专家学者都曾多次亲往长驻，观察走访，探究诊疗，为该病的防治作出了巨大贡献。在继承老一辈专家工作经验的基础上，食管癌中医研究课题组于1992年年初，从中医学角度对食管癌的防治开展了系统研究。研究的内容主要包括：①文献研究：搜集和整理古医籍中关于噎膈方药用药规律的记载；②证素研究：使用聚类分析法对噎膈证候规律加以研究探讨；③临床研究：创制了局部与全身结合的五步综合疗法及多种行之有效的方剂，如治疗食管癌痰瘀互结型的豆根管食通口服液，预防食管癌放疗后复发及治疗食管癌肝肾阴虚、顽痰瘀血型的地黄管食通，治疗晚期食管癌脾肾阳虚、顽痰瘀血型的附桂管食通等；④实验研究：主要探析治疗食管癌有效的经典方药，以及经验方的作用机制。

中医药是我国优秀传统文化中的瑰宝，对其传承与发展的研究近年来日益为国家高度重视。随着《中国的中医药》白皮书的发布及"健康中国"战略的实施，中医药发展更是上升为国家战略。国家分两批规划建设中医临床研究基地，食管癌作为重点研究病种被纳入第二批基地建设中。因本课题组前期在食管癌中医研究方面有一定基础，故获准承担食管癌中医研究任务。本课题组一方面继续深入进行基础理论和临床研究，另一方面根据长期积累的资料，结合研究成果，综合编撰了《食管癌中医研究系列丛书》。该丛书既是课题组对同行专家长期关心支持的回报，同时也弥补了国内无食管癌中医系列专著的不足。

本丛书包括《食管癌本草》《食管癌本草现代药理研究》《食管癌古今医案精选》《食管癌古今方剂精选》《食管癌中医理论与临床》。

为了编撰这套丛书，我们食管癌中医研究课题组聚焦研究方向，汇聚各方力量，收集古今资料，辛勤耕耘，刻苦研学，历经数载，终于将其整理出来，以便于中西医结合肿瘤专科医生、科研人员、医学院校师生、中医爱好者及部分患者等学习和查阅，以期广大读者从不同视角认识食管癌中医研究的内涵。

需要说明的是，本套丛书的大部分内容是对散见在古医籍和报刊中有关食管癌中医药（噎膈）研究资料的收集、整理和归纳，同时也有我们课题组多年来对食管癌中医理论和临床研究的实践和体会。如果能使读者从中借鉴和传承古人治疗食管癌的思路和经验，进而受到启迪并在临床中发挥作用，有益于广大的食管癌患者，同时又对其他恶性肿瘤的治疗思路与方法起到重要的参考，那将是对我们课题组全体人员的最大鼓励。由于中医药宝库博大精深，高远浩瀚，而我们的水平有限，难免会出现一些疏漏和不妥之处，恳请同行专家和广大读者给予批评，以便我们进一步学习、修正、完善和提高。

此套丛书得以出版，首先要衷心感谢我的恩师孙燕院士。他不仅对我肿瘤专业方面的研究和实践一直给予悉心指导，同时在九十高龄还亲自审阅书稿，提出中肯修改意见，又在百忙之中为本套丛书作序，让我感恩不尽；诚挚感谢河南省中医院毛德西教授、郑州大学许东升教授、河南中医药大学朱光教授、上海大学特聘教授夏昀等专家对本套丛书的精心指正！还要感谢全国学界同仁对我们课题组在医疗、教学和科研上的大力支持与帮助！

郑玉玲

2022 年 6 月 16 日

　　本书收录汉代至近现代 200 余种古代方书专著及 100 余种当今相关专著和期刊，以及部分朝鲜相关文献中防治食管癌疾病的方剂 600 余个，共分为治疗食管癌方剂、治疗食管癌并发症方剂和治疗食管癌疗后相关副作用方剂三章。第二章食管癌并发症可分为残余癌性转移、肺部并发症、吻合口狭窄、反流性食管炎、心血管并发症、吻合口瘘，第三章食管癌疗后分为术后、化疗后、放疗后。每一章从前至后方剂来源为古代医籍、近现代图书和期刊及近现代名老中医经验方，并按方名音序排列，同音字按笔画由少至多排序。

　　方剂内容分为方名、出处、组成、制法、功用、主治、用法、加减、宜忌、备注、论述等，诸项为原书照录，并非每项必有。为丰富临床应用，部分项目内容除摘录原书外，还从其他古籍中摘录较为重要者，并注明出处。

　　书中方名以最早出现者为正名，后见者若方名、组成、用法、主治等一应俱全的则以后见方名为正名。同名方剂依次标为方一、方二、方三等。近现代医家所创方剂名前著以医家姓名。古代方剂出处内容包括成书时代、编撰者、原始出处（包括卷次或章节，若未分卷则不显示），原书已佚则标现存最早转载书或始在书；近现代方剂出处涵盖书籍、出版社、年份，杂志名称、年份、卷、期、页码。（部分方剂出处已佚）备注内容指对其他需要说明的问题进行简述。论述内容是简要介绍方剂的来源、组方特点、方义分析、用药经验等。

　　书中涉及部分地方药材，如焰硝等，其药名予以保留，便于读者访求认识。书中凡是用法中涉及上下左右等指向用词者，均按照本书实际位置标明。书中通假字已改为现代常用字体，如圆改为丸。

目 录

MULU
>>>

近现代名老中医经验方

第一章 治疗食管癌方剂

✦ 古代医籍方 ✦

白石方

【出处】（明）吴旻《扶寿精方》痞块门

【组成】五灵脂（炒烟尽，研细） 阿魏（研细）各等分

【制法】用雄黄、狗胆汁为丸，如黍米大。

【主治】痞块、疳积、噎膈。

【用法】每服三十丸，空心唾津送下。

【宜忌】忌羊肉、醋、面。

半夏汤

【出处】（唐）王焘《外台秘要》卷八

【组成】生姜四两 半夏一升（洗） 石膏四两（碎） 小麦一升 吴茱萸一升 赤小豆二十颗 大枣二十一个 甘草二两（炙） 桔梗二两 桂心二两 人参二两

【主治】噎膈。

【用法】上切。以酒二升，水八升，煮取三升，分三服。

【宜忌】忌猪羊肉、海藻、菘菜、饧、生葱等。

半夏丸

【出处】（宋）王怀隐等《太平圣惠方》卷五十

【组成】半夏一两（汤洗七遍，去滑） 木香一两 枳壳二两（麸炒微黄，去瓤） 羚羊角屑一两 桂心一两半

【主治】噎，心胸短气，烦闷不能下食。

1

【用法】上五味药，捣罗为末以生姜自然汁煮面糊和丸，如梧桐子大。每服不计时候，煎木瓜汤送下二十丸。

槟榔丸

方一

【出处】（宋）赵佶《圣济总录》卷七十二

【组成】槟榔三两（煨锉）　木香一两半　郁李仁一两半（去皮研细）　柴胡一两半（去苗）　大黄一两半（锉）　枳壳一两（麸炒去瓤）　桂一两（去粗皮）　诃黎勒一两（煨去核）　干姜半两（炮）　草豆蔻五枚（去皮）

【主治】食癥气。

【用法】上十一味。捣罗九味为末。入郁李仁同研令匀。炼蜜为丸。如梧桐子大。每服十五丸。空心温酒送下。日晚再服。

方二

【出处】（宋）张锐《鸡峰普济方》卷二十

【组成】桂心　干姜　茯苓　槟榔　甘草　人参　细辛　诃子皮　白芍药　枳壳各等分

【主治】忧膈、食膈、冷膈、气膈、热膈。或宿酒不消，或为霍乱，或心痛，心腹胁气胀，不食，或饮食伤饱。

【用法】上药等分为细末，炼蜜和丸，梧桐子大，空心温酒下十五丸，嚼破服亦可。

方三

【出处】（元）许国祯《御药院方》卷四

【组成】丁香二钱半　木香二钱半　槟榔半两　舶上丁香皮半两　青皮半两（去白）　陈皮半两（去白）　缩砂仁半两　桂半两（去粗皮）　肉豆蔻一钱　乌梅二两（全用）　巴豆一两（不去皮，别捣）　硇砂三钱（别研）

【主治】气不宣通，饮食迟化，胸膈痞闷，噫气吞酸，头目重闷，胁肋刺痛，呕逆恶心，并可服之。

【用法】上为细末，醋面糊放冷和丸，如大绿豆大。不得见日并火，只风中朗干。每服三五丸，食后生姜汤放冷下，更量脏腑虚实加减。

补气运脾汤

【出处】（明）王肯堂《证治准绳·类方》卷三引《统旨》

【组成】人参二钱　白术三钱　橘红一钱半　茯苓一钱半　黄芪一钱（蜜炙）砂仁八分　甘草四分（炙）

【主治】中气不运，噎塞。

【加减】有痰加半夏曲一钱。

【用法】水二盅，姜一片，枣一枚，煎八分，食远服。

补中运脾汤

【出处】（清）翁藻《医钞类编》卷十

【组成】人参二钱　焦白术三钱　橘红一钱五分　茯苓一钱五分　黄芪一钱砂仁八分　炙甘草四分

【主治】中气不运噎膈。

【加减】痰多，加半夏曲。

【用法】生姜三片，大枣二枚，煎服。

辰砂五香丸

【出处】（清）赵学敏《本草纲目拾遗》卷七引《张氏秘效方》

【组成】血竭一钱五分　乳香一钱五分　没药一钱五分　辰砂一钱五分　延胡

索一钱　化橘红一钱

【主治】翻胃、噎膈、呕吐。

【用法】上为末。每服三分，酒送下。

沉苏汤

【出处】（明）万表《万氏家抄方》卷二

【组成】广木香五分　沉香五分　白术五分　紫苏叶一钱　白茯苓一钱　白芍一钱　陈皮一钱　木通一钱　青皮一钱　当归一钱　大腹皮七分　白芷七分　甘草三分

【主治】五噎，五膈。

【用法】加生姜，水煎服。

沉香降气散

【出处】（元）许国祯《御药院方》卷四

【组成】沉香一两　木香一两　丁香一两　藿香叶一两　人参一两（去芦头）甘草一两（炮）　白术一两　白檀二两　肉豆蔻半两　缩砂仁半两　桂花半两　槟榔半两　陈橘皮半两（去白）　青皮半两（去白）　白豆蔻半两　白茯苓半两（去皮）　川姜二两（炮）　枳实二两（炒）

【主治】三焦痞滞，气不宣畅，心腹疼痛，呕吐痰沫，胁肋膨胀，噫气不通，哕逆醋臭，胃中虚冷，肠鸣绞痛，宿食不消，除反胃呕食不止，及五膈、五噎，心胸满闷，全不思食，宜服之。

【用法】上为细末。每服二钱，入盐少许，水一大盏，同煎至七分，和滓温服，不拘时候，日进三服。

沉香开膈散

【出处】（宋）杨士瀛《仁斋直指方论》卷五

【组成】沉香半两　荆三棱半两　蓬莪术半两　白豆蔻仁半两　荜澄茄半两　缩砂仁半两　草果仁半两　益智仁半两　白姜半两　丁香半两　人参半两　丁皮半两　木香一两　白茯苓一两　香附一两（炒）　藿香叶一两　半夏曲一两　青皮一两　陈皮一两　甘草一两一分（炒）

【功用】降气开膈，活血散结。

【主治】五膈，五噎，痞满呕吐，心腹刺痛，胁肋胀拒。

【用法】上粗末。每三钱，水盏半，姜五片，枣二枚，煎至中盏，食前服。现代用法，水煎服，每日一剂，药物剂量可做适当调整。

沉香圣饼子

【出处】（元）许国祯《御药院方》卷四

【组成】沉香一钱　檀香一钱　丁香二钱　木香三钱　桂花半两　缩砂仁半两　槟榔半两　吴白芷一两半　甘松七钱半（水洗净）　京三棱一两（炮）　蓬莪术一两（炮）　拣甘草四两（用糖缠，焙干）

【主治】一切冷气上攻心腹，胁肋胀满刺痛，胸膈噎闷，痰逆恶心，噫气吞酸，不思饮食，胃中虚冷，呕吐不止。及五膈、五噎，宿食宿饮不散，并宜服之。

【用法】上为细末，炼蜜为丸，如梧桐子大。每服四五十丸，冷水下。

陈橘皮散

【出处】（宋）王怀隐等《太平圣惠方》卷五十

【组成】陈橘皮一两（汤浸去白瓤，焙）　槟榔一两　桔梗一两（去芦头）　木

通三分（锉）　百合三分　羚羊角屑一两　马蔺子一两（微炒）　紫菀一两（去苗）
射干三分　枳壳三分（麸炒微黄，去瓤）　甘草半两（炙微赤，锉）　赤茯苓一两

【主治】膈气，因食即噎塞，如有肉臠在咽中不下。

【用法】上药，捣粗罗为散。每服三钱，以水一中盏，入生姜半分，煎至六分，去滓，不计时候稍热服。

冲和健脾丸

【出处】（明）孙一奎《赤水玄珠》卷十三

【组成】白术四两（炒）　白豆蔻一两（拌白术末匀，饭上蒸）　人参三两　陈皮三两（同参饭上蒸）　白茯苓二两　山楂肉二两　石斛七钱（盐水洗，同茯苓、山楂饭上蒸熟）　甘草七钱（绵纸上炒焦黄色）

【功用】益心开胃健脾，宽胸顺气，进食和中，资扶三焦，培植五内。

【主治】膈气、膈食、翻胃、噎食、中满者亦有效。

【用法】上各自为末，麦芽粉打糊为丸。每服五十丸，白汤下。

春雪膏

【出处】（明）徐春甫《古今医统大全》卷二十七

【组成】真绿豆粉一斤　真薄荷叶六两（同豆粉和匀，安于密瓿中，上以瓦盆盖密，勿令泄气，蒸一时，待冷取下）　沉香五钱（另研）　白硼砂五钱　冰片五分　砂仁五钱（另研）　真柿霜四两

【功用】豁痰开结。

【主治】五膈，五噎。

【用法】上为极细末，不时舌上舐服。

大营煎

【出处】（清）罗国纲《罗氏会约医镜》卷八

【组成】当归二钱　熟地黄三钱　枸杞二钱　炙甘草一钱　杜仲半钱　牛膝一钱半（酒蒸）　肉桂二钱　肉苁蓉三钱（酒洗）

【主治】噎膈便结。

【加减】如气虚者，加人参；若中气虚寒呕恶者，加炒干姜一钱；如干燥之甚者，加蜜糖三四钱，生威参七八钱，得大便润而下之。早服八味，午服六君子汤。如气血未至大虚，而下焦胀闭之甚者，则不得不暂为通之。

【用法】水煎服。

当归养血汤

【出处】（明）龚廷贤《万病回春》卷三

【组成】当归一钱　炒白芍一钱　熟地黄一钱　茯苓一钱　贝母七分（去心）瓜蒌七分　枳实七分　陈皮七分　厚朴七分（姜汁炒）　香附七分　川芎七分　苏子七分（炒）　沉香五分　黄连八分（用吴茱萸炒，去吴茱萸）

【主治】噎膈。

【用法】上锉一剂，加生姜一片、大枣一个，水煎，竹沥磨沉香调用。

丁香梨

【出处】（清）李文炳《仙拈集》卷一

【组成】大雪梨一个　丁香十五粒

【主治】噎膈，反胃。

【用法】将丁香入梨内，湿纸包裹四五重，煨熟食之。

丁香散

方一

【出处】（宋）王怀隐等《太平圣惠方》卷五十

【组成】丁香二两（末） 生姜一斤（取汁） 酒一中盏

【主治】五膈气吐逆，食饮不下，心胸气壅滞。

【用法】上药相和令匀，以文火熬成膏，不计时候，以热酒调下半匙。

方二

【出处】（宋）王怀隐等《太平圣惠方》卷五十

【组成】丁香半两 白术三分 桂心一两 陈橘皮一两（汤浸去白瓤，焙） 半夏半两（汤洗七遍，去滑） 枳壳一两（麸炒微黄，去瓤） 藿香半两 人参三分（去芦头） 赤茯苓一分 干姜半两（炮裂，锉） 诃黎勒皮一两 甘草一分（炙微赤，锉） 厚朴一两半（去粗皮，涂生姜汁，炙令香熟）

【主治】五膈气，脾胃虚冷，呕吐酸水，不能下食，四肢乏力。

【用法】上药，捣筛为散。每服三钱，以水一中盏，入生姜半分，煎至六分，去滓，不计时候稍热服。

丁香柿叶汤

【出处】（明）方广《丹溪心法附余》卷一

【组成】丁香一钱 柿叶一钱 甘草半两（炙） 良姜半两

【主治】咳逆噫汗阴证者。

【用法】上为末。每服二钱，用热汤点服，不拘时候。

丁香透膈汤

【出处】（明）李梴《医学入门》卷七

【组成】丁香二分半　木香二分半　麦芽二分半　青皮二分半　肉豆蔻二分半 白豆蔻二分半　沉香三分　藿香三分　陈皮三分　厚朴三分　甘草七分半　草果一分半　神曲一分半　半夏一分半　人参五分　茯苓五分　砂仁五分　香附五分　白术一钱

【主治】脾胃不和，痰逆恶心呕吐，饮食不进，十膈五噎，痞塞不通。

【用法】加生姜、大枣，水煎服。

丁香匀气丸

【出处】（宋）赵佶《圣济总录》卷六十一

【组成】丁香一分　木香一分　沉香一分（锉）　肉豆蔻一分（去壳）　桂一分（去粗皮）　京三棱一分（煨，先捣取末）　当归一分（洗，切，焙）　陈橘皮一分（汤浸去白，焙）　槟榔一分（锉）　荜澄茄一分　附子一分（炮裂，去皮脐）　安息香一分（酒化，去滓）　乳香一分（绢包，汤内摆过，候干，研）　硇砂一分（飞）　丹砂一分（研）　巴豆二十一粒（去皮，热灰内炮令紫色，研）

【主治】膈气痰结，呕逆减食；积聚留结，心腹胀满。

【用法】上为末，与安息香等一处搅和研匀，酒煮面糊和，再捣三二百下，丸如麻子大，每服五七丸，温生姜汤送下。

二豆灵丹

【出处】（明）孙文胤《丹台玉案》卷四

【组成】雄黄二钱　百草霜五钱　乳香一钱五分　硇砂一钱五分　乌梅十二个

绿豆四十九粒　黑豆四十九粒

【主治】噎膈。

【用法】上为末，炼蜜为丸，如芡实大。每用一丸，噙口中，不待化尽，以白面饼浸湿压下。

二气散

【出处】（宋）杨倓《杨氏家藏方》卷六

【组成】山栀子一两（炒）　干姜一两（炮）

【主治】阴阳痞结，咽膈噎塞，状如梅核，妨碍饮食，久而不愈，即成翻胃。

【用法】上药为粗末。每服二钱，水一盏，同煎至五分去滓，食后热服。

防己汤

【出处】（宋）赵佶《圣济总录》卷八十三

【组成】防己一两半　白术二两　枳壳二两（去瓤麸炒）　独活一两（去芦头）防风一两（去杈）　桂一两（去粗皮）　芍药一两半　葛根二两半（锉）　半夏二两半（汤洗去滑，炒）

【主治】脚气风毒，冷痹肿满，胸膈噎塞，呕逆不下食，兼去湿毒。

【用法】上九味，粗捣筛。每服五钱匕。水一盏半，入生姜一分拍碎。同煎至八分。去滓，空心食前温服。服讫良久吃粥。日三。

分气饮

【出处】（明）孙文胤《丹台玉案》卷四

【组成】藿香一钱　枇杷叶一钱　贝母一钱（去心）　陈皮一钱　当归一钱五分　厚朴一钱五分（姜汁炒）　沉香一钱五分　香附一钱五分（醋炒）　苏子一钱五

分（炒） 白豆蔻一钱五分

【主治】远年近日噎膈。

【用法】加生姜五片，水煎服。

茯苓分气饮

【出处】（宋）陈言《三因极一病证方论》卷十四

【组成】五味子二两半 桔梗二两半 茯苓二两半 甘草二两半（炙） 陈皮二两半 桑白皮二两半 草果二两半 大腹皮二两半

【主治】脾胃不和，胸膈噎塞，腹胁疼痛，气促喘急，心下胀满，饮食不进，呕吐不止，兼脾气横泄，四肢浮肿。

【用法】上为粗末。每服四钱，水一盏，生姜三片，盐少许，煎七分，去滓，食前服。

附子丸

【出处】（宋）赵佶《圣济总录》卷六十二

【组成】附子一两（大者，生，去皮脐，切破，生姜汁煮透，焙） 丁香半两

【主治】膈气噎塞。不思饮食。

【用法】上二味，捣罗为末。细研硇砂少许，掺枣内。蒸熟去皮核和药。丸如梧桐子大。每服十五丸。温米饮下。食前服。

附子温中丸

【出处】（金）李杲《医学发明》卷九

【组成】附子一两 干姜一两 白术一两 肉桂半两 炙甘草半两 良姜七钱

【主治】呕吐噎膈，留饮肠鸣，湿冷泄注。

【用法】上为细末，炼蜜为丸。一两作十丸。每服一丸，细嚼，生姜橘皮汤送下，米饮亦得，食前。

干姜汤

【出处】（唐）孙思邈《备急千金要方》卷十六

【组成】干姜四两　石膏四两　栝楼根二两　人参二两　桂心二两　半夏一升吴茱萸二升　小麦一升　甘草一两　赤小豆三十粒

【主治】饮食辄噎。

【用法】上㕮咀，以酒五升，水一斗，煮枣二十枚，去滓，合煮取三升，分三服。

干姜丸

方一

【出处】（宋）王怀隐等《太平圣惠方》卷五十

【组成】干姜半两（炮裂，锉）　川椒半两（去目及闭口者，微炒去汗）　食茱萸半两　羚羊角屑一两　射干一两　马蔺子一两（微炒）　人参一两（去芦头）　桂心一两　细辛一两　白术一两　赤茯苓一两　附子一两（炮裂，去皮脐）　陈橘皮一两（汤浸去白瓤，焙）　诃黎勒皮一两

【主治】五噎，喉咽壅塞不通，胸膈忧恚气滞，胃寒食少。

【用法】上药，捣罗为末，炼蜜和捣三二百杵，丸如梧桐子大。每服不计时候，以生姜汤下二十丸。

方二

【出处】（宋）王怀隐等《太平圣惠方》卷五十

【组成】干姜一两（炮裂，锉）　麦冬一两半（去心，焙）　附子半两（炮裂，

去皮脐）　细辛一两　川椒半两（去目及闭口者，微炒去汗）　远志半两（去心）
甘草半两（炙微赤，锉）　人参半两（去芦头）　食茱萸一两

【主治】五膈气，心痛，咽中如有物，吐之不出，食饮渐少。

【用法】上药，捣罗为末，炼蜜和捣三二百杵，丸如梧桐子大。每服不计时候，以生姜汤下二十丸。

瓜蒌实丸

【出处】（朝鲜）金礼蒙《医方类聚》卷一○六

【组成】瓜蒌实一两（别研）　枳壳一两（去瓤，麸炒）　半夏一两（汤泡七次）桔梗一两（炒）

【主治】噎膈。胸痞，胸中痛彻背，喘急妨闷。

【用法】上为细末，姜汁打糊为丸，如梧桐子大，每服五十丸，食后用淡姜汤送下。

桂香丸

【出处】（明）朱橚《普济方》卷二○四

【组成】桂心　干姜　茯苓　槟榔　甘草（炮）　人参　细辛　诃子（炮，去核）　枳壳（麸炒，去瓤）　白芍　白术各等分

【主治】气膈、食膈、忧膈、冷膈、热膈，痞塞不通，宿食不消，或霍乱，或心痛，或呕物，或泄泻，腹胁气胀，吞酸少食。

【用法】上为末，炼蜜为丸，如梧桐子大。每服二十丸，嚼破，空心温酒送下。

桂心散

【出处】（宋）王怀隐等《太平圣惠方》卷十一

【组成】桂心一两　当归一两（锉，微炒）　大腹皮一两（锉）　诃黎勒一两（煨，用皮）　川大黄一两（锉碎，微炒）　木香一两　枳壳三分（麸炒微黄，去瓤）甘草三分（炙微赤，锉）

【主治】伤寒食毒，腹胀气短，壅闷，不下食，四肢少力。

【用法】上为散。每服三钱，水一中盏，煎至六分，去滓温服，不拘时候。

桂心丸

【出处】（宋）王怀隐等《太平圣惠方》卷五十

【组成】桂心一两　桃仁一两（汤浸去皮尖双仁，麸炒微黄）　诃黎勒皮一两　木香一两　昆布一两（洗去咸味）　琥珀一两（细研）　陈橘皮一两（汤浸去白瓤，焙）　白术一两　干木瓜一两（去瓤）　沉香一两　鸡舌香一两

【主治】五膈气，咽喉不利，难下饮食，胸背俱闷，或时呕哕。

【用法】上药捣罗为末，炼蜜和捣三二百杵，丸如梧桐子大。以生姜汤下二十丸，或丸如弹子大，绵裹一丸，不问早晚，含化咽津亦得。

桂心粥

【出处】（宋）陈直《养老奉亲书》上籍

【组成】桂心一两（末）　粳米四合（淘研）

【功用】破冷气。

【主治】老人噎病，心痛闷，膈气结，饮食不下。

【用法】上以米煮作粥半熟，次下桂末调和，空心服，每日一次。

汉防己散

【出处】（元）罗天益《卫生宝鉴》卷十三

【组成】官桂一两（去皮） 陈皮一两（去白） 汉防己五钱 杏仁七钱半（汤浸去皮尖） 紫苏七钱半 羚羊角七钱半（镑） 细辛七钱半

【主治】五噎。

【用法】上为粗末，每服三钱，水一盏，生姜三片，煎七分，去渣，温服。一日二服。

【宜忌】忌酸味生冷滑物。

诃黎勒散方

【出处】（宋）王怀隐等《太平圣惠方》卷五十

【组成】诃黎勒皮一两半 桂心三分 枳壳三分（麸炒微黄，去瓤） 陈橘皮一两（汤浸去白瓤，焙） 甘草半两（炙微赤，锉） 芦根一两（锉） 木瓜三分（干者） 羚羊角屑三分

【主治】噎，心胸烦满，食饮不下，腹胁妨闷。

【用法】上药捣细罗为散。不计时候，煎木瓜汤调下一钱。

黑金丸

【出处】（宋）赵佶《圣济总录》卷七十二

【组成】沉香半两（锉） 附子半两（炮裂，去皮脐） 木香一分 青橘皮一分（汤浸去白，焙） 干姜一分（炮） 细墨一分（烧红，醋研） 京三棱一分（煨，锉） 蓬莪术一分（煨，锉） 桂一分（去粗皮） 大黄半分（锉） 干漆半分（炒烟出） 麝香半分（研） 硇砂一两（研，水飞）

【主治】食癥痃癖聚，一切血结刺痛疾。

【用法】上一十三味。各捣研为末。将京三棱、蓬莪术、大黄、硇砂四味，用米醋煮烂。研作糊。入众药末为丸。如梧桐子大。每服十丸至十五丸。姜汤下不拘时。

黑龙丹

【出处】（清）陶承熹《惠直堂经验方》卷一

【组成】珍珠一钱　蜜蜡二钱　沉香三钱　白丑四两　黑丑四两（二味俱各半生半炒，各研细，取第一次细末各二两，余不用）　槟榔一两（取第一次细末）　茵陈五两（将叶研细末五钱，余留后熬膏用）　三棱一两（去皮毛，醋浸一宿，锉，炒，研末，取五钱）　莪术一两（制同上，亦取末五钱）

【功用】有积消积，有气消气，有虫消虫，有块消块。亦能宣导四时蕴积，春导积滞，不生疮毒。夏宣暑热，不生热病。秋宣痰饮，不生瘴疟。冬宣风寒，不生春温。

【主治】五劳七伤，山岚瘴气，水肿腹痛，脾胃心肺诸疾，咳嗽，痰涎壅盛，酒食气积，气块，翻胃吐食，十膈五噎，呕逆恶心，肠风痔漏，脏毒疟痢，积热上攻，头目疮癞肿痛，下部淋沥；妇人血瘕气蛊，寒热往来，肌体瘦弱，面色萎黄，月水不调，赤白带下，产后诸疾；小儿五疳虫积。

【用法】上药各照分秤过，不可多少，共为末，将剩下茵陈，用水三碗半煎两碗，以好纸滤过渣，再煎成膏量调前药，临调加醋一小杯，丸如桐子大，合药须用辰戌丑未日，疗病日，端午日更妙。如合好，即用炭火烘干。服时每药一钱，加丹砂一厘。于五更鸡鸣时，用好茶一钱五分，滚水冲之，候茶冷，分药作五口送下。至药力行动时，用马桶盛粪一二次，是粪未见病源，看第三四次下来，即是病源，或虫，或是鱼冻，或作五色等积。若病源浅，一服见效。深者二三服，病根尽除矣。此药泻几次，不用解补自止，不伤元气。

黑神丸

方一

【出处】（宋）苏轼、沈括《苏沈良方》卷四

【组成】漆六两（半生，半用重汤煮一半日令香）　神曲四两　茴香四两　木香半两　椒红半两　丁香半两　槟榔四个（除椒外，五物皆半生半炒）

【主治】五膈血崩。

【用法】上丸如弹子大，取茴香末十二两，铺盖阴地，阴干，候外干，并茴香收器中，极干，乃去茴香。肾余育肠，膀胱疙癖，七疝下坠，五膈血崩，产后诸血，漏下赤白，并丸分四服；死胎一丸，皆无灰酒下。难产，炒葵子四十九枚，捣碎，酒煎下一丸。诸疾不过三服，元气十服，膈气癥癖五服，血瘕三丸，当瘥。

方二

【出处】（明）朱橚《普济方》卷一七三

【组成】木香一两　官桂二两　附子一两　当归二两　干姜二两　细墨一两白术二两　荆三棱二两　陈橘皮四两　芫花四两　巴豆二两　槟榔两半　硇砂两半大黄两半

【主治】癥瘕积聚，酒食毒，及冷气膨胀，五膈噎气，妇人血气。

【用法】上药杵为末，用醋面糊为丸，如麻子大。如常服、化酒食，茶汤下三五丸；心腹胀，橘皮汤下；癥块，生姜汤下；妇人血气，红花酒下；多年厌食，干柿裹十丸，生姜汤下，临卧服。

厚朴散

方一

【出处】（宋）王怀隐等《太平圣惠方》卷五十

【组成】厚朴一两半（去粗皮，涂生姜汁，炙令香熟）　人参一两（去芦头）白术一两　吴茱萸半两（汤浸去白瓤，焙）　木通三分（锉）　桂心三分　赤茯苓三分　陈橘皮二两（汤浸去白瓤，焙）　甘草半两（炙微赤，锉）

【主治】膈气，不能食，腹内冷气，或吐逆。

【用法】上药，捣筛为散。每服三钱，以水一中盏，入生姜半分，煎至六分，去滓，不计时候稍热服。

方二

【出处】（宋）王怀隐等《太平圣惠方》卷五十

【组成】厚朴一两（去粗皮，涂生姜汁，炙令香熟） 吴茱萸半两（汤浸七遍，焙干，微炒） 桂心一两 白术一两 陈橘皮一两半（汤浸去白瓤，焙）

【主治】膈气，心胸中虚寒疼痛。

【用法】上药捣细罗为散。每服不计时候，以热酒调下一钱。

琥珀丸

【出处】（宋）王怀隐等《太平圣惠方》卷五十

【组成】琥珀一两（细研） 槟榔二两 木香一两 诃黎勒皮一两 陈橘皮一两（汤浸去白瓤，焙） 五味子半两 桂心一两 桃仁半两（汤浸去皮尖双仁，麸炒微黄） 川大黄一两（锉碎，微炒） 半夏一两（汤洗七遍，去滑） 昆布半两（洗去咸味） 枳壳一两（麸炒微黄，去瓤） 白术一两

【主治】五种膈气，喉咽不利，心胸壅塞，食少无力。

【用法】上药捣罗为末，入琥珀研末，炼蜜和捣三二百杵，丸如梧桐子大。每服不计时候，煎生姜枣汤送下三十丸。

化滞和中汤

【出处】（明）武之望《济阳纲目》卷三十六

【组成】白术一钱半 枳实一钱（麸炒） 半夏一钱（汤泡） 陈皮一钱 黄连一钱（炒）茯苓一钱 厚朴八分（姜汁炒） 神曲八分（炒） 麦芽八分（炒） 山楂八分 砂仁七分 甘草三分

【主治】脾胃弱为饮食所伤，胸膈噎塞，食不运化。

【用法】上作一服。加生姜三片，水煎，食前服。

化滞丸

【出处】（明）朱橚《普济方》卷一六九

【组成】荆三棱一两　蓬莪术一两　桔梗一两　大黄一两　陈橘皮一两（用温汤洗过）　半夏一个（破作二片）　白术一两（与前件并锉如皂角子大）　旋覆花一两　鳖甲二两（去裙，作四片）　葶苈子一两半（淘净，生绢袋盛之）　紫苏叶一两　木香三两（研干）　沉香半两（锉细，生用）　麦蘖一两（微炒）　槟榔半两（生用）　舶上茴香半两（水淘去土，干称）　硼砂一两半（细研锉，用瓷器纳入前药内，用米醋三升浸，重汤煮取二升半）

【主治】脾肺气滞，水饮停积，膈痹口满，咳嗽涎壅，呕吐头昏，饮食不下；或痰痞气膈，阴阳不通并厥，口噤昏默，不省人事，状似中风；恚怒气逆，饮食汤水，停聚胸膈成病，以致十膈五噎，翻胃呕吐。

【用法】上用煮药，作一处焙罗，和入生药，除木香、沉香、麦蘖、茴香、槟榔不入醋煮，余皆煮药作一处，焙捣罗为细末，用煮药醋调而糊煮，搜和，入石臼中多杵为丸，如梧桐子大。每服二十丸，温熟水送下；妇人血气心痛，炒姜醋汤送下。

缓气丸

【出处】（宋）赵佶《圣济总录》卷四十七

【组成】木香半两　桂二两（去粗皮）　人参二两　白术二两　吴茱萸二两（炒）　厚朴二两（去粗皮，生姜汁涂，炙令香）　诃黎勒皮二两　附子一两半（炮裂去皮）　阿魏半两（研）

【功用】养气消痰，温中散滞。

【主治】阴阳气不行降，痞气膈气，心痛腹痛，咽喉噎闷，气道不匀，呕吐痰沫，饮食不下，大便秘利不定，或里急后重。大腹痛不可忍。

【用法】上药捣研为末，炼蜜为丸，如梧桐子大。每服三十丸，温熟水下，不计时候。

黄金散

【出处】（明）孙文胤《丹台玉案》卷四

【组成】螺蛳五钱（淘净，养于瓷盆内，俟吐出壳内之泥，晒干） 牛黄五分

【主治】噎膈，汤水不能下。

【用法】上为细末。每服一钱，烧酒送下。

回生散

【出处】（明）高濂《遵生八笺》卷十八

【组成】急性子一两 硇砂三分（二味用水二盅，煮干听用） 朱砂五钱 雄黄五钱 硼砂三钱 沉香三钱 木香五钱 丁香三钱 麝香一钱

【主治】隔食膈气。

【用法】上为细末。每服三分，火酒送下。

鲫鱼散

【出处】（宋）许叔微《普济本事方》卷四二

【组成】大鲫鱼一个（去肠，留胆，纳绿矾末填满，缝口，以炭火炙令黄干，为末）

【主治】反胃噎膈。

【用法】每服一钱，陈米饮送下，日三服。

加减枳术二陈汤

【出处】（明）万全《万氏家传保命歌括》卷二十八

【组成】枳实五分（炒） 白术五分（炒） 陈皮五分（去白） 半夏一钱（洗）
茯苓一钱 甘草三分

【主治】噎膈。

【加减】清痰，加竹沥、姜汁各五匙；泻火，加姜汁炒黄连五分；开郁，加香
附（米炒）、神曲（炒）、橘叶、青皮各五分；呕吐，加藿香叶、砂仁各三分；润
气，加杏仁泥、麻子仁各五分；津少血虚，加当归、生地黄各五分（酒洗）。

【用法】水煎服，不拘时候。

姜橘汤

【出处】（明）徐春甫《古今医统大全》卷八十七

【组成】生姜二两（切） 橘皮一两

【功用】开胃口，进饮食。

【主治】老人噎病，胸满塞闷，饮食不下。

【用法】上水二升煎取一升，不拘时渐服之。

金不换正气散

【出处】（宋）吴彦夔《传信适用方》卷一

【组成】藿香（去沙土、枝梗） 半夏（汤泡洗七次） 甘草（炒） 陈皮（去
白） 厚朴（去粗皮，姜制） 草果子（煨，去皮） 苍术（米泔浸一宿） 白茯苓
白术 神曲（炒）各等分

【功用】进饮食，调荣卫，正气逐冷，辟山岚瘴气。

【主治】阴阳不和，往来寒热，诸般疟疾解利，四时伤寒；五种膈气，恶心，痰逆，或吐或泻，冒冷伤食，脾胃虚弱，悉宜服之。

【用法】上并等分，分粗末。每服四钱，水一盏半，生姜五片，枣一枚，同煎至七分，去滓放温服，不拘时候。

京三棱丸

【出处】（宋）赵佶《圣济总录》卷六十二

【组成】京三棱半两（湿纸裹煨，碎锉）　沉香半两　青橘皮一分（汤浸去白，焙）　鳖甲一分（去裙襕，醋炙）　槟榔一分（锉）　巴豆五枚（去油为霜）

【功用】利胸膈，散积滞，消腹胀，进饮食。

【主治】五种膈气。

【用法】上药捣罗为末，水煮白面糊和丸，如绿豆大。每服五丸。食后温熟水下。

橘皮丸

【出处】（宋）张锐《鸡峰普济方》卷三十

【组成】橘皮（不拘多少，只拣久者，不去白）

【主治】五膈五噎，饮食不下，肌肤羸瘦。

【用法】上为细末，研大蒜和为膏，如樱桃大。每服一二粒，白汤嚼下，不以时。

开膈膏

【出处】（清）吴尚先《理瀹骈文·身形五官》

【组成】党参五钱　白术五钱　苍术五钱　黄芪五钱　茯苓五钱　甘草五钱

生地黄五钱　熟地黄五钱　当归五钱　白芍五钱　川芎五钱　天冬五钱　麦冬五钱　黄连五钱（同吴萸炒）　黄柏五钱　知母五钱　贝母五钱　青皮五钱　陈皮五钱　半夏五钱　胆星五钱　乌药五钱　香附五钱　厚朴五钱　枳实五钱　桔梗五钱　瓜蒌五钱　连翘五钱　红花五钱　神曲五钱　麦芽五钱　山楂五钱　槟榔五钱　木通五钱　苏子五钱　草蔻仁五钱　砂仁五钱　木香五钱　丁香五钱　藿香五钱　乳香五钱　大黄五钱　巴豆五钱　黑丑五钱　莪术五钱　三棱五钱　草乌五钱　官桂五钱　雄黄五钱　明矾五钱　郁金五钱　牙皂五钱　生姜二两　乌梅七个　凤仙子一钱

【主治】噎膈。

【用法】麻油熬，黄丹收。贴上脘处。

开膈利痰汤

【出处】（明）武之望《济阳纲目》卷三十六

【组成】半夏一钱半　茯苓一钱半　陈皮一钱半　枳实一钱二分　桔梗一钱　瓜蒌仁一钱（去油）　黄连一钱　香附一钱　甘草三分

【主治】气结痰壅膈噎，膈噎饮食不下者。

【用法】上用水二盏，煎八分，加竹沥半盏，姜汁二三匙，食前服。

开关散

【出处】（清）吴世昌《奇方类编》卷上

【组成】五谷虫（以麻布包好，水内洗净，炒黄色）　木香　沉香

【主治】噎膈吐食。

【用法】上为末。烧酒调和服之。

开郁汤

【出处】（清）怀远《古今医彻》卷三

【组成】山栀一钱（炒黑） 陈神曲一钱（炒） 桔梗一钱 香附一钱（醋炒）川贝母一钱（去心，研） 茯苓一钱 广陈皮一钱 抚芎五分

【主治】膈噎初起有火者。

【用法】加生姜一片，荷叶蒂三个，水煎服。

控涎散

【出处】（明）万全《万氏秘传片玉痘疹》卷八

【组成】辰砂二分 雄黄三分 儿茶五分 黄柏五分 硼砂一分

【主治】痘疮，咽中生疮作痛，饮食哽塞而呕哕者。

【用法】上为极细末。每用少许吹之。内服加味鼠粘子汤。

快气饼子

【出处】（明）皇甫中《明医指掌》卷五

【组成】莱菔子二两（炒） 紫苏子一两 橘红一两 白豆蔻一两 白茯苓一两

【主治】气郁不快，食下则胸膈噎塞疼痛。

【用法】上为细末，炼蜜和姜汁为饼子。时时嚼嚼之。

快气消块散

【出处】（宋）魏岘《魏氏家藏方》卷九

【组成】陈皮一两（去白，炒） 京三棱一两（切片，酒浸一宿） 石菖蒲一两（节密者） 益智仁一两（大者，剪破尖，用麦麸炒令黄色，去麸） 北细辛一两（真者，去叶土，净） 蓬莪术三钱（炮） 青木香三钱 吴茱萸三钱（汤泡七次，炒）

【主治】痃癖气块，肿硬疼痛，噎塞。

【用法】上为细末，每服二大钱，水一盏半，煎至八分，空心温服，每日三服。

昆布丸

方一

【出处】（唐）王焘《外台秘要》卷二十三

【组成】昆布八分（洗） 干姜六分 犀角六分（屑） 吴茱萸四分 人参八分 马尾海藻四分（洗） 葶苈子六分（熬） 杏仁八分（去皮尖，熬）

【主治】冷气筑咽喉，噎塞兼瘿气。

【用法】上八味，捣筛，蜜丸如梧子，空腹以饮服。

【宜忌】忌生冷、热面、炙肉、鱼、蒜、笋、黏食、陈臭等。

方二

【出处】（宋）王怀隐等《太平圣惠方》卷五十

【组成】昆布一两半（洗去咸味） 羚羊角屑半两 柴胡三分（去苗） 麦冬一两半（去心，焙） 杏仁半两（汤浸去皮尖双仁，麸炒微黄） 天冬一两半（去心，焙） 木通三分（锉） 槟榔三分 诃黎勒皮一两半 郁李仁一两（汤浸去皮，微炒） 川大黄一两（锉碎，微炒） 射干半两 川朴硝一两 桂心一两 百合一两 紫苏子半两（微炒） 陈橘皮三分（汤浸去白瓤，焙）

【主治】五噎，喉咽妨塞，食饮不下。

【用法】上药捣罗为末，炼蜜和捣三二百杵，丸如梧桐子大，不计时候，以热酒下三十丸；夜饭后，取一丸如弹子大，绵裹，含化咽津。

莱菔木香散

【出处】（宋）赵佶《圣济总录》卷六十二

【组成】莱菔子二两　粟米一两半　陈橘皮一两（汤浸去白，焙）　巴豆三十枚（肥大者）（去皮，于瓦石器内与上三味同炒，候药焦黑色，拣去巴豆不用）　木香一分

【主治】五膈气喘促，腹胁胀满，胸膈不快，痰逆恶心，不思饮食。

【用法】上药捣罗为末，用煮莱菔汤，调下二钱匕。或以生姜汁煮面糊和丸，如梧桐子大。莱菔汤下十五丸，亦得。

理气健脾丸

【出处】（明）龚延贤《寿世保元》卷四

【组成】白术六两（炒）　当归身六两（酒洗）　陈皮三两　白茯苓三两　黄连二两（姜炒）　香附二两（童便炒）　枳实一两五钱（炒）　桔梗二两五钱（炒）　山楂一两八钱　制半夏三两二钱　神曲二两五钱（炒）　木香五钱　炙甘草二两

【主治】脾胃虚弱，不思饮食，呕吐泄泻，胸痞腹胀，噎膈，非虚劳咳嗽、腹痛等症。

【用法】荷叶煮粥为丸，梧子大。每食远服一二钱，白汤下。

利膈豁痰汤

【出处】（清）陈治《证治大还》卷十二

【组成】半夏　橘红　枳实　沉香　桔梗　瓜蒌　黄连（炒）　栀子（炒）　香附（制）　细茶　白芥子　石膏

【主治】气结痰壅，膈噎饮食不下。

【用法】初服二三贴，再加苏叶、麻黄。

利气槟榔散

【出处】（宋）王怀隐等《太平圣惠方》卷五十

【组成】槟榔一两　木香半两　莳茢半两　诃黎勒皮一两　昆布一两（洗去咸味）　桂心半两　甘草一分（炙微赤，锉）　川大黄一两（锉碎，微炒）　半夏半两（汤洗七遍去滑）

【主治】气噎，饮食不下，腹中雷鸣，大便不通。

【用法】上药捣粗罗为散。每服四钱，以水一中盏，入生姜半分，煎至六分，去滓，不计时候稍热服。

苓桂半夏汤

【出处】（清）黄元御《四圣心源》卷五

【组成】茯苓三钱　泽泻三钱　甘草二钱　桂枝三钱　半夏三钱　干姜三钱　生姜三钱　芍药三钱

【主治】噎病胸膈滞塞。

【用法】煎服大半杯，温服。

羚羊角散

【出处】（宋）王怀隐等《太平圣惠方》卷五十

【组成】羚羊角屑一两　柴胡一两半（去苗）　赤芍药一两　诃黎勒皮一两　桑根白皮一两（锉）　半夏三分（汤洗七遍，去滑）　大腹皮一两（锉）　枳实三分（麸炒微黄）　川大黄一两（锉碎，微炒）

【主治】膈气不顺，上攻咽喉，噎塞，或加烦热，四肢疼痛。

【用法】上药捣粗罗为散。每服三钱，以水一中盏，加生姜半分，煎至六分，去滓，不计时候，稍热服之。

妙应丸

【出处】（明）李梴《医学入门》卷七

【组成】槟榔十二两　黑牵牛三两　大黄一两　雷丸一两　锡灰一两　芜荑一两　木香一两　使君子一两

【主治】噎膈，肠风痔漏，一切风气食积疼痛。

【用法】上为末，用葱白煎汤，露一宿为丸，粟米大。每服四钱，五更葱汤或木香煎汤送下。

没药丸

【出处】（宋）陈自明《妇人大全良方》卷七

【组成】芫花二两（去枝梗，用好米醋三升煎至一升半，去滓不用，只将醋入石器中，入硇砂霜一两，巴豆肉七粒烂研，入醋内熬成膏，留丸药用）　木香一两　没药一两（别研）　当归一两　桂心一两　荜茇一两　槟榔一分　肉豆蔻一枚（炮）斑蝥三枚（去头足翅，糯米炒令焦黄，去米研细）　附子一两半（生用，去皮）

【主治】五积气癖及惊悸血积，癥癖，血瘕。发歇攻刺疼痛，呕逆噎塞，心中迷闷，不醒人事，及血脏，癥瘕胀满。经脉不行者。

【用法】上十二味，除斑蝥、没药，余药为细末，与斑蝥、没药一处合研令停，入前膏子内和捣千百杵，丸如赤豆大。初服一丸，用醋炒萝卜子令焦黑，以酒浸，同煎一二沸，放温水吞下，渐加至五丸、七丸即止。

木香散

方一

【出处】（宋）王怀隐等《太平圣惠方》卷五十

【组成】木香一两　吴茱萸半两（汤浸七遍，焙干，微炒）　诃黎勒半两（煨，用皮）　桃仁半两（汤浸去皮尖双仁，麸炒微黄）　麝香一分（细研）

【主治】五膈气，壅塞不通。

【用法】上药捣细罗为散。不计时候，以热酒调下二钱。

方二

【出处】（宋）王怀隐等《太平圣惠方》卷五十

【组成】木香半两　陈橘皮一两（汤浸去白瓤，焙）　荜茇半两　干姜半两（炮裂，锉）　诃黎勒皮一两　大腹皮三分　桂心半两　附子一两（炮裂，去皮脐）　甘草二分（炙微赤，锉）

【主治】五膈气，脾胃虚冷，食不消化，呕吐酸水，四肢不和，面色青黄，渐加羸弱。

【用法】上药捣罗为散。每服不计时候，以热酒下一钱。

方三

【出处】（宋）王怀隐等《太平圣惠方》卷五十

【组成】木香半两　附子三分（炮裂，去皮脐）　人参三分（去芦头）　丁香半两　干姜半两（炮裂，锉）　陈橘皮一两（汤浸去白瓤，焙）　诃黎勒皮一两　草豆蔻一两（去皮）　射干半两

【主治】五膈气，以及胃口不和，多吐酸水，不思饮食。

【用法】上药捣细罗为散。每服不计时候，煎生姜枣汤调下三钱。

方四

【出处】（宋）王怀隐等《太平圣惠方》卷五十

【组成】木香半两　人参半两（去芦头）　赤茯苓三分　神曲三分（炒微黄）桃仁半两（汤浸去皮尖双仁，麸炒微黄）　麦蘖三分（炒微黄）　肉豆蔻半两（去壳）　青橘皮三分（汤浸去白瓤，焙）　甘草一分（炙微赤，锉）

【主治】五噎，食少，四肢乏力。

【用法】上药捣细罗为散。每服一钱，以水一中盏，煎至五分，和滓，不计时候稍热服。

方五

【出处】（宋）王怀隐等《太平圣惠方》卷五十

【组成】木香半两　赤茯苓半两　昆布三分（洗去咸味）　桔梗三分（去芦头）木通三分（锉）　桑根白皮一两（锉）　半夏三分（汤洗七遍，去滑）　射干半两枇杷叶三分（拭去毛，炙微黄）　枳壳三分（麸炒微黄，去瓤）　桂心三分　人参三分（去芦头）

【主治】心胸噎塞烦闷，食饮不下。

【用法】上药捣细罗为散。每服三钱，以水一中盏，入生姜半分，煎至六分，去滓，不计时候温服。

方六

【出处】（宋）王怀隐等《太平圣惠方》卷五十

【组成】木香一两　厚朴一两（去粗皮，涂生姜汁，炙令香熟）　槟榔一两　陈橘皮二两（汤浸去白瓤，焙）　白术二两　甘草半两（炙微赤，锉）　高良姜一两（锉）　前胡二两（去芦头）

【主治】脾胃冷气上攻，胸膈切痛，醋咽不能下食。

【用法】上药捣细罗为散。每服三钱，以水一中盏，加生姜半分，煎至六分，去滓，不计时候稍热服。

方七

【出处】（宋）赵佶《圣济总录》卷七十三

【组成】木香一分　蓬莪术六两（炮，锉）　京三棱二两（炮，锉）　益智仁二两（去皮）　陈橘皮四两（去白，焙）　甘草三两（炙，锉）

【主治】痃癖积气，不能饮食，及五膈气，妇人血气。

【用法】上药捣罗为散。每服二钱匕，入盐点，不计时候。

木香顺气丸

【出处】（明）张浩《仁术便览》卷二

【组成】黑牵牛十二两（头末）　广木香一两　补骨脂四两（炒）　荜澄茄四两　槟榔四两（酸粟米饭裹，湿纸包，火中煨，令纸焦，去饭）

【主治】胸膈噎塞，气不升降，气滞不行，腹中水声，呕吐痰逆，不思饮食，宽中利膈好。

【用法】上为末，水丸绿豆大。每三十丸，茶汤、温水任下。

木香通气饮子

【出处】（元）许国祯《御药院方》卷十一

【组成】青皮半两（去白）　木香半两　槟榔半两　陈皮半两　香白芷二钱半　萝卜子半两（炒）　藿香叶一两　甘草半两（炒）　人参半两　枳壳半两（麸炒，去瓤）

【主治】一切气病，噎塞，食饮不下。

【用法】上为细末，每服三钱，水一大盏煎至八分，去滓温服，不计时候。

木香丸

方一

【出处】（宋）王怀隐等《太平圣惠方》卷四十九

【组成】木香一两　桂心一两　五灵脂一两　干姜一两（炮裂，锉）　香墨一两　巴豆半两（去皮心，研，纸裹，压去油）　猪牙皂荚一两（去黑皮，涂酥，炙令焦黄，去子）

【主治】食癥，及吃食不下。

【用法】上药捣罗为末，入巴豆，研令匀，用软糯米饭和丸，如绿豆大。每服食前，以生姜橘皮汤下五丸。

方二

【出处】（宋）王怀隐等《太平圣惠方》卷五十

【组成】木香一两　肉豆蔻一两（去皮）　诃黎勒皮二两　槟榔一两　桂心二两　麝香一分（细研）

【主治】五膈气，心胸壅噎，食不能下。

【用法】上药捣罗为末，入麝香研匀，炼蜜和捣三二百杵，丸如梧桐子大。每服，不计时候，以生姜橘皮汤送下二十丸。

方三

【出处】（宋）王怀隐等《太平圣惠方》卷五十

【组成】木香一两　青橘皮一两（汤浸去白瓤，焙）　桂心一两　白术一两　益智仁一两（去皮）　肉豆蔻一两（去壳）　细辛半两　吴茱萸半两（汤浸七遍，焙干，微炒）　干姜半两（炮裂，锉）

【主治】五膈气，脾胃久冷，呕吐酸水，不能下食。

【用法】上药捣罗为末，酒煮饭烂研，和丸如梧桐子大。不计时候，以生姜汤嚼下十丸。

硇附饼子

【出处】（宋）杨倓《杨氏家藏方》卷六

【组成】附子一枚（重七钱者，剜脐下一窍，入研细硇砂一分在内填满，将附子碎末塞口，用生面作饼裹之，如有剩者附子末，更以一饼裹之，慢火煨令面焦黄为度，去面不用，只用硇砂附子为末） 木香三钱 丁香三钱（同为末）

【主治】翻胃吐食，十膈五噎，呕逆不止，腹疼痛，粥药不下。

【用法】上件一处拌匀，面糊为丸，每一两作二十丸，捏作饼子。每服一饼，用生姜一块如大拇指大，切作两破，置药在内，湿纸裹煨，令香熟，和姜细嚼，米饮送下，不拘时候。

硇砂丸

【出处】（朝鲜）金礼蒙《医方类聚》卷一〇六

【组成】大附子一分（剜去中心肉，别和后药，杵） 硇砂半两（水飞过） 丁香半两 青橘皮一分（去白瓤） 木香一分 肉豆蔻一分 槟榔三分（生用）

【主治】五膈气噎闷，或吐逆不下食。

【用法】上以净硇砂，纳入剜了附子中和，不尽，都将熟面如馒头裹入，灰中煅令焦，却和丁香等，都杵为末，滴水和，再杵，丸如梧桐子大。每服二十丸，生姜汤送下。

牛郎串

【出处】（清）赵学敏《串雅内外编》内编卷三

【组成】白牵牛头末四两五钱（炒半生） 白槟榔一两 茵陈五钱 蓬术五钱（醋煮） 三棱五钱（醋炙） 牙皂五钱（去皮炙）

【主治】邪热上攻，痰涎壅滞，反胃吐食，十膈五噎，酒积、血积、气积诸般痞积，疮热肿痛；或大小便不利，妇人女子面色萎黄，鬼胎癥瘕，误吞铜铁银物。

【用法】上药为末，醋糊为丸，如绿豆大，收贮备用。日一剂，依前数服行后，随以温粥补之，忌食他物。五更冷茶送下，天明可看泻下之物，此药有疾去疾，有虫去虫，不伤元气脏腑，小儿减半。

【宜忌】孕妇忌服。

暖胃胶

【出处】（明）万全《点点经》卷二

【组成】牙猪肚一个（洗净污秽，真七醋浸一炷香，取起） 白茯苓四两（乳汁拌蒸，晒干，为末） 胡椒一钱（研末） 净糯米一碗 麻油一两

【主治】酒伤胃，膈噎痰涌，咳嗽，饮食难进。

【用法】入肚内用青线缝口，重汤煮至绒烂如胶。缓缓咽下，日服数次。若不吐出，接服二三个，自然胃气畅顺。

蓬莪术丸

【出处】（宋）王怀隐等《太平圣惠方》卷五十

【组成】蓬莪术一两 诃黎勒皮二两 白术一两 桂心二两 干姜一两（炮裂，锉） 赤茯苓二两 陈橘皮二两（汤浸去白瓤，焙） 木香一两 甘草半两（炙微赤，锉）

【主治】五膈气。胸膈不利，腹胁胀痛，胃气虚弱，食饮不下。

【用法】上药捣罗为末，炼蜜和捣三二百杵，丸如梧桐子大。每服不计时候，以粥饮下三十丸。

枇杷叶煎

【出处】（明）孙志宏《简明医彀》卷三

【组成】枇杷叶三钱（刷去毛，炙）　陈皮三钱（去白）　生姜五钱

【主治】五噎立效。

【用法】水盏半，煎七分，作二次温服。

枇杷叶散

【出处】（元）许国祯《御药院方》卷四

【组成】枇杷叶（去毛）　陈皮（去白）各等分

【主治】脾胃气虚，呕逆吐食。

【用法】上为粗末。每服五钱，水一盏半，生姜半分擘碎，同煎至一盏，去滓温服，不拘时候，日进三服。

七伤通气散

【出处】（清）周鑅《回春》卷三

【组成】牙皂二两（火煅）　大黄二两（面包烧熟）　硇砂二钱　巴豆六钱（去油二钱）　当归二钱半

【主治】十膈五噎，腹内久积，气块伤力，呕吐膨胀。

【用法】上为末。每服一分或二分，量人大小虚实加减用之。不饮酒者，滚白水亦可。引不许多，引多动一二行。此药服之，不吐则泻，不泻则吐。

七圣汤

【出处】（清）李用粹《证治汇补》卷五
【组成】半夏　黄连　白豆蔻　人参　茯苓　竹茹各等分
【主治】噎膈。
【用法】水煎服。

七贤仙丹

【出处】（清）孙伟《良朋汇集》卷一
【组成】雄黄一钱　朱砂一钱　川乌一钱（生）　蝉肚金玉一钱　槟榔一钱　乳香一钱（去油）　巴豆霜一钱
【主治】五积六聚，噎食转食，胃满作饱，胃中作痛，心腹胀满，小儿食积，大肚青筋。
【用法】上为末，醋糊为丸，如急性子大。每服七丸，小儿三四丸量用，淡姜汤送下。如外科遍身瘾疹，恶毒初起，用金银花汤送下，病在上食后服；病在下食前服。

前胡散

【出处】（宋）王怀隐等《太平圣惠方》卷五十
【组成】前胡一两（去芦头）　半夏一两（汤洗七遍去滑）　陈橘皮二两（汤浸去白瓤，焙）　桂心一两　诃黎勒皮一两
【主治】五膈气噎，胸胁逆满，每食即气塞不通。
【用法】上药捣粗罗为末，每服三钱，以水一中盏，入生姜半分，煎至六分，去滓，不计时候稍热服。

茄和散

【出处】（明代）张时彻《摄生众妙方》卷五

【组成】枇杷叶一两（去毛，姜汁炙） 白茯苓一两（去皮） 砂仁一两（去皮）
薏苡仁一两（炒） 丁香一两 白豆蔻一两（去皮） 人参一两（去芦） 白术二两
（炒） 桑白皮五钱（炒） 沉香五钱 五味子五钱 槟榔二钱半（炒） 青皮二钱半
（去白） 谷芽二钱半（炒） 藿香二钱半 杜仲二钱半（去皮，姜酒涂炙） 随风子
二钱半 石斛二钱半（酒炒） 大腹子二钱半 陈皮二钱半（去白） 神曲二钱半
（炒） 木香七分半 甘草一两五钱（炙）

【主治】脾胃不和，胸膈痞闷，气逆生痰，不进饮食，五噎五膈。

【加减】五噎，加干柿饼一枚；膈气吐逆，加韭白三寸、大枣五枚。

【用法】上咬咀。每服三钱，水一盏，姜三片、大枣一枚，煎至七分，去渣
温服。

清化膏

【出处】（明）张三锡《医学六要》卷三

【组成】天冬一斤 麦冬半斤 生地黄一斤 当归六两（洗） 知母四两 白术
六两 甘草三两 陈皮三两

【功用】清肃肺金，降火养阴。

【主治】阴虚肺燥，肠胃干涩，口干口渴，咳嗽少痰，血枯噎膈。

【用法】如其法煎成浓膏，加竹沥一碗、梨汁一碗、白蜜一碗、生姜汁半盏，
每服十数匙，白汤调下。

【宜忌】胃弱者忌用。

人参豆蔻汤

【出处】（明）张介宾《景岳全书》卷五十四

【组成】人参五分　白豆蔻五分　白术八分　陈皮八分（去皮）　半夏曲八分　藿香三分　丁香三分　厚朴八分（姜炒）　萝卜子八分（炒研）　当归八分　甘草五分（炙）　石菖蒲五分

【主治】噎膈。

【用法】水一盅半，姜三片，粟米一撮，煎七分服。

人参茯苓汤

【出处】（宋）赵佶《圣济总录》卷六十二

【组成】人参二两　赤茯苓一两半（去黑皮）　附子一两（炮裂，去皮脐）　黄芪一两　白术一两　干姜一两（炮）　前胡一两（去芦头）　甘草一两（炙）　诃黎勒皮一两　枇杷叶一两（拭去毛）　陈橘皮一两（汤浸，去白，焙）　麻黄一两（去根节）　桂一两（去粗皮）　益智子一两（去皮）

【主治】膈气宿食不消，痰毒虚气，饮食无味，壮热憎寒，霍乱吐逆。

【用法】上十四味，粗捣筛，每服三钱匕，水一盏，生姜三片，枣一枚（擘破），同煎至七分，去滓温服。如脾泄气痢，及伤寒三日外，要出汗，并三服，衣被盖出汗。

人参利膈丸

【出处】（清）顾靖远《顾松园医镜》卷九

【组成】人参　白芍　大黄　沉香　枳实　厚朴　槟榔各等分

【主治】脾胃食滞成膈，痞满不利，大便燥结。

【用法】水泛为丸，每服钱许。白汤送下。一日三服。

人参散

方一

【出处】（宋）王怀隐等《太平圣惠方》卷五十

【组成】人参三分（去芦头） 甘草半两（炙微赤，锉） 射干一两 陈橘皮三分（汤浸去白瓤，焙） 羚羊角屑三分 桂心半两 诃黎勒皮一两半 乌梅一两（去核，微炒）

【主治】膈气，咽喉噎塞，心神虚烦，难下饮食。

【用法】上药捣粗罗为散。每服三钱，以水一中盏，入生姜半分，煎至六分，去滓，不计时候，稍热服之。

方二

【出处】（清）张璐《张氏医通》卷十四

【组成】人参五钱至一两 麝香半分至一分 冰脑三厘至半分

【主治】胃虚津枯，关格吐逆。

【用法】为散，水煎，和滓，分二三次温服。

润血汤

【出处】（明）芮经《杏苑生春》卷四

【组成】当归须一钱二分 川芎一钱 麻仁一钱 桃仁一钱（去皮尖） 红花三分（酒洗） 甘草四分（生） 赤芍药七分 黄芩七分 生地黄七分 橘皮七分（去皮）

【功用】养血活血，开闭润燥。

【主治】噎，食物不通，水饮难下，大便数日行，质硬，口干口苦，胸膈刺痛，舌质暗有瘀斑，脉涩或细弦。

【加减】如大便闭结，加酒炒大黄、瓜蒌仁、郁李仁；口渴不解，加沙参、麦冬、玄参、天花粉、芦根。

【用法】水煎服，每日一剂，分二次服下。

三棱丸

方一

【出处】（宋）赵佶《圣济总录》卷七十二

【组成】京三棱一两　石三棱一两　鸡爪三棱一两　黑三棱一两　蓬莪术一两（各煨、锉）　巴豆一两（连皮）　干姜一两（炮）　附子一两（炮裂，去皮脐）（以上八味，用好醋一斗，于银器中煮令尽，除巴豆不用外，并切焙干）丁香半两　木香半两　官桂半两（去粗皮）　槟榔半两（锉）　青橘皮半两（去白，炒）　肉豆蔻半两（去壳）

【主治】食癥劳气，五积五膈，脾胃久冷，吃食无味，饮食不化，四肢少力，痰毒气胀，胸膈不利。

【用法】上十四味，捣罗为末，每称一两末，别用巴豆七枚，去皮心膜出油，细研拌匀，更用硇砂一分，醋化，煮面糊和丸，如大麻子大，丹砂末为衣。每服三丸至五丸，生姜汤送下。

方二

【出处】（宋）王衮《博济方》卷二

【组成】荆三棱二两（擘破，以好醋八两，用文武火煮，令尽为度，勿放铁器中）　枳壳七钱（去瓤，麸微炒）　青皮七钱　槟榔七钱　官桂七钱（去皮）　甘草一两半（炮）

【功用】行气消积。

【主治】积聚气块及和脾胃，或心腹满闷噎塞者。

【用法】上七味同杵为末。每服一大钱，水一盏，煎至七分，去滓温服。如患在膈上，即食后服之。

三神膏

【出处】（清）吴世昌《奇方类编》卷上

【组成】黑砂糖一斤 连皮生姜一斤

【主治】一切痰膈、食膈，神效。

【用法】二味共捣如泥成膏，入磁罐固封，埋干燥地下一七。每日调滚汤下。

三香神术丸

【出处】（明）朱橚《普济方》卷二十四

【组成】香附子一两 苍术一两 厚朴一两 藿香一两 甘草一两 良姜一两 枳实一两 枳壳一两 青皮一两 陈皮一两 广术一两 三棱一两 槟榔一两 神曲一两 半夏曲一两 益智仁一两 瓜三棱一两 石三棱一两 曲糵一两 雷丸一两 干葛一两 黄连一两 木香一两

【主治】中酒吐酒，呕逆吐酸，气壅食噎，饮食迟化，胸膈痞闷，腰胁刺痛，胃脘停痰，饮食无味，妇人血气，脐腹疼痛。

【用法】上为细末，萝卜熬水打曲糊为丸，如梧桐子大。每服五十丸，酒、水任意下。

三一承气汤

【出处】（元）李仲南《永类钤方》卷四

【组成】北大黄半两（去粗皮） 芒硝半两（即焰硝） 厚朴半两（姜制） 枳实半两（生用） 甘草一两（去皮，炙） 当归二钱半（酒洗，焙）

【主治】噎膈。

【用法】上咬咀。每服半两，水盏半，生姜五片，枣二个擘开，同煎七分，去滓，热服，不拘时候。病重者，每服一两，加姜二片，枣一个。若不纳药，须时时呷服之，以通为度。

神曲半夏汤

【出处】（清）梁廉夫《不知医必要》卷三

【组成】党参三钱（去芦，米炒） 白术二钱（净，炒） 半夏二钱（制） 神曲一钱五分（炒） 山楂一钱五分 茯苓一钱五分 陈皮一钱（去白） 炙甘草七分 生姜三片

【功用】消食兼补。

【主治】饮食不节之噎膈。

【加减】大便结，加当归；痰涎多者，加泡吴萸六分。

【用法】以上药物，水煎服，每日一剂，分三次服。

神曲丸

【出处】（宋）王贶《全生指迷方》卷二

【组成】神曲一两（炒） 橘皮二两（洗）

【功用】消食化气。

【主治】食噎。因饮食之间气道卒阻而留滞，至咽中如核，咽之不下，吐之不入，渐妨于食，其脉短涩。

【用法】上为细末，炼蜜和丸，如鸡头子大。每服一粒，含化咽津。

神授目露丹

【出处】（清）孙伟《良朋汇集》卷一

【组成】干糖糟头六两　生姜四两

【主治】噎膈。

【用法】上药共捣成饼，或焙或晒干，每一两入炙甘草二钱，研末。每服二钱，沸汤入盐少许，不拘时候，代茶服。随愈时时可服。

神仙夺命丹

【出处】（明）方广《丹溪心法附余》卷九

【组成】乌梅十三个（水浸，去核）　硇砂二钱　雄黄二钱　乳香一钱　百草霜五钱　绿豆四十九粒　黑豆四十九粒

【主治】噎食。

【用法】上将乌梅杵烂，余药为末，入梅再捣和匀为丸，如弹子大，以乳香少加朱砂为衣，阴干。每服一丸，空心噙化。待药尽，烙热饼一个，擘碎入热茶泡食之，无碍为验，过三五日依法再服一丸即愈。

神香散

【出处】（明）张介宾《景岳全书》卷五十一

【组成】丁香　白豆蔻（或砂仁亦可）各等分

【主治】胸胁胃脘逆气难解，疼痛，呕哕，胀满，痰饮噎膈，诸药不效者。

【用法】二味等分为末，清汤调下五七分，甚者一钱，日数服不拘。若寒气作痛者，姜汤送下。

神效沉香丸

【出处】（明）缪希雍《先醒斋医学广笔记》卷二

【组成】真沉香二钱　真麝香八分　血竭一钱五分　乳香一钱五分（研）　缩砂

仁二钱　木香五分　延胡索一钱　没药五分

【功用】活血开结，理气化痰，散寒止痛。

【主治】男子翻胃呕吐，饮食不通。

【加减】男妇腹痛，诸气作痛，产后血气攻心，用陈酒磨服。如热气痛，葱汤嚼下。小儿天吊作痛，喘叫不已，葱汤磨服。

【用法】细末，糯米糊如弹子大，用辰砂一钱五分为衣，烧酒磨服。

神效剪红丸

【出处】（明）王肯堂《证治准绳·类方》卷八

【组成】一上末：槟榔一斤（生，研细，取净末）（以二两为母，余十四两上第一次，以一等罗筛过，取齐晒干）

二上末：商陆四两（即樟柳根，白者可用，赤者杀人）　金毛狗脊四两　贯众四两（以上三味和一处，研极细末，上第二次，以二等罗筛过，取齐晒干）（一方不用贯众，则虫出来犹未死也）

三上末：三棱八两（醋煮）　莪术八两（醋煮）　青木香四两　西木香四两　雷丸二两半（醋煮）　南木香二两（以上六味和一处，研极细末，上第三次，以三等罗筛过，取齐）

四上末：大黄一斤（铡碎，酒浸，晒干，研细，取净末）（上第四次，以四等罗筛，取齐晒干）

五上末：黑牵牛一斤（半生半炒，研细，取头末）（上第五次，以五等罗筛过，取齐晒干）（一方有枳壳一斤为母，有藿香四两，和入诸香）

【功用】宣导四时蕴积。春宣积滞，不生疮毒；夏宣暑湿，不生热痢；秋宣痰饮，不生瘴疟；冬宣风寒，不生瘟疫。

【主治】一切虫积。凡因饮酒过度，食伤生冷，致使脾胃不和，心膈胀满，呕恶咽酸，常吐清水，面色萎黄，不进饮食，山岚瘴气，水肿、蛊胀，咳嗽，痰涎壅滞，酒积、食积、气积、气块，反胃噎膈，呕逆恶心，肠风，痔漏，脏毒，酒痢，累蕴积热上攻，头目下生疮癣，妇人血气，寒热往来，肌体羸弱，月经不调，赤白带下，鬼气鬼胎，产后诸疾；小儿五疳，虫积，误吞铜铁，误食恶毒等物。

【用法】上作五处，另研极细末，要作五次上末，却用茵陈半斤，大皂角一斤煎汁，滤净，法水为丸，如绿豆大，晒干后用丁香末一两，或加芦荟末一两亦妙，以前净汁煎一滚，洒入丸药，旋摇令光莹为度，再以阿胶二两（生），以前汁熬溶，洒入丸药，旋摇光莹，晒干。若病浅，即一服见效；若源深，更须再一服。

【备注】此药温和，不动元阳真气，亦无反恶。（壮人每服五钱，弱人每服四钱，五更以茶清吞下，小儿减半。）

【宜忌】孕妇休服。

神验噎膈方

【出处】（清）谢元庆《良方集腋》卷上

【组成】威灵仙二两（水浸一宿取出，捣汁） 食盐一钱五分 狗宝末五分

【主治】噎膈。

【用法】上药共调和，炖，温服。服之少顷，病者觉上焦胸膈之间气机旋扰作动，勿令呕，次日仍用威灵仙二两，浸之隔宿，如前捣汁，入食盐一钱五分，刮入狗宝末四分，调服之，觉动处略下；第三日仍如前法再用威灵仙二两，绞汁入食盐一钱五分、狗宝末五分，调服，少停，动更下，则大便下黑血痰涎。下之后，正气虚耗。必须预备三剂，服之则气机通利，病即愈矣。

【备注】愈后必得食淡一年，庶不再发，倘不能食淡，再发不治矣。

生嘉禾散

【出处】（明）张三锡《医学六要》卷二

【组成】白茯苓一两（去皮） 缩砂一两（去皮） 薏苡仁一两（炒） 枇杷叶一两（去毛，姜汁炙香） 人参一两（去芦） 白术二两（炒） 桑白皮半两（炒） 槟榔半两（炒） 白豆蔻半两（炒，去皮） 青皮半两 谷蘖半两（炒） 五味子半两（炒） 沉香七钱五分 杜仲七钱五分（去皮，姜汁酒涂炙） 丁香七钱五分 藿香七钱五分 随风子七钱五分 石斛七钱五分（酒和，炒） 半夏七钱五分（姜汁捣

和作饼，炙黄色） 大腹子七钱五分（炒） 木香七钱五分 甘草半两（炙） 陈皮一钱五分（去白） 神曲一钱五分（炒）

【主治】脾胃不和，胸膈痞闷，气逆生痰，不进饮食，或五噎五膈。

【加减】五噎，入干柿一枚；膈气吐逆，入薤白三寸，枣五枚。

【用法】每服三钱，水一盏，加生姜三片，大枣两枚，煎七分，不拘时温服。

生姜汁煎

【出处】（宋）王怀隐等《太平圣惠方》卷五十

【组成】生姜汁五合 白蜜五两 人参二两（去芦头，捣罗为末） 百合二两（捣罗为末） 牛酥五合

【主治】噎膈，不能下食，咽喉壅塞，心胸烦闷。

【用法】上药纳铜锅中，以慢火煎如膏。不计时候，含一丸如半枣大，咽津；或煎人参汤调下一茶匙，亦得。

十八味丁沉透膈汤

【出处】（宋）太平惠民和剂局《太平惠民和剂局方》卷三

【组成】白术二两 香附一两（炒） 人参一两 缩砂仁一两 丁香半两（炙）麦芽半两 肉豆蔻半两（煨） 白豆蔻半两 木香半两 青皮半两 甘草一两半（炙） 半夏二钱半（汤泡七次） 藿香七钱半 厚朴七钱半（姜炒） 神曲二钱半（炒） 草果二钱半 沉香七钱半 陈皮七钱半（一本无丁香、白豆蔻，有白芷半两、槟榔半两）

【主治】脾胃不和，中寒上气，胁肋胀满，心腹疼痛，痰逆恶心；或时呕吐，饮食减少，十膈五噎，痞塞不通，噫气吞酸，口苦失味。

【用法】上㕮咀。每四钱，水二大盏，加生姜三片，大枣一个，煎八分，去滓热服。

十宝大安散

【出处】（明）朱橚《普济方》卷一六九

【组成】大黄（春、冬一斤，夏半斤，秋十二两）　甘草（春、冬六两，夏三两，秋四两）　牵牛（春、冬十二两生，夏八两半生，秋八两）　槟榔（春、冬十二两，夏八两，秋六两）

【主治】男子妇人老幼，一切沉痰积气块，十种水气、血气。十隔五噎，翻胃呕吐食。

【用法】上药每一斤，用木香半两，夏加南木香，秋加天花粉为细末。每服三钱，五更鸡初鸣时，用冷水调下。十五岁以下作二服，小儿随意加减。加黄芪（蜜炙七次）、陈皮（去白）、生胡椒、蓬莪术（炮）、三棱（炮），自然有泻有补。

【宜忌】妊娠不可服。

十膈气散

【出处】（元）许国祯《御药院方》卷四

【组成】人参一两（去芦头）　白茯苓一两（去粗皮）　官桂一两（去粗皮）　枳壳一两（麸炒，去瓤）　甘草一两（锉，炙）　神曲一两（炒令黄）　麦芽一两（炒黄）　诃黎勒皮一两（煨，去核）　吴白术一两　陈橘皮一两（去白）　干生姜一两（炮）　荆三棱一两（煨，锉）　蓬莪术一两（煨，锉）　厚朴半两（去粗皮，用生姜汁涂，炙）　槟榔半两（煨，锉）　木香半两

【主治】十般膈气。冷膈、风膈、气膈、痰膈、热膈、忧膈、悲膈、水膈、食膈、喜膈，皆是病源也，并因忧惊冷热不调，又乖将摄，更于喜怒无时，贪嗜饮食，因而不化，滞积在胸中，上喘痰嗽，岁月渐深，心胸噎塞，渐致羸瘦。

【加减】如脾胃不和，腹胀，心胸满闷，用水一盏，加生姜七片，大枣两个，盐少许，同煎至八分，和热服，空心食前。

【用法】上件一十六味捣罗为末。每服一钱，入盐一字，白汤点服亦得。

十膈散

【出处】（宋）张锐《鸡峰普济方》卷十六

【组成】人参一分　茯苓一分　厚朴一分　黄橘皮一分　京三棱一分　枳实一分　神曲一分　甘草一分　白术一分　诃子一分　干姜一分　桂一两　槟榔一分　木香一分（一法添麦芽一两　莪术一分　槟榔一分　木香一分）

【主治】冷、热、忧、悲、喜、怒、愁、恚、食、气疾十膈，贪嗜饮食，因而不化，滞积在胸中，胸膈噎塞。

【用法】上为细末。每服一钱，入盐点之。如脾虚腹胀，心胸满闷，以水一盏，加生姜三片，大枣两个，盐少许，煎至七分，和滓热服。

十圣夺命丹

【出处】（明）朱权《臞仙活人方》卷下

【组成】人参一钱　甘草一钱　南木香二钱　南星二钱（姜制）　半夏五钱（姜制）　枳壳一两（去瓤，面炒）　白矾二两（火枯）　豆豉一两　厚朴五钱（姜制炒干）　糖球子一钱

【主治】翻胃、噎食。

【用法】上药候清，夜间露过，以人参、厚朴煎汤，调米糊作饼子，如小钱大，慢火焙干。每服一饼，嚼碎，姜汤调平胃散送下。

【宜忌】忌诸般生冷、腥味及酒之类。

水煮沉香丸

【出处】（朝鲜）金礼蒙《医方类聚》卷一○四

【组成】陈皮一两　青皮五钱　枳实五钱　香附五钱　半夏五钱　巴豆五钱

（去壳） 沉香五钱（擘碎）

【主治】呕噎。

【用法】上各药不锉，同煎至干，再添水煮，如此三遍取出，去巴豆，面糊为丸，如芡实大。每服一丸，好酒送下，或姜汤亦可，不拘时候。病发方可服。

四七调气汤

【出处】（明）龚信《古今医鉴》卷五

【组成】紫苏一钱五分　厚朴一钱五分（姜汁炒）　茯苓一钱五分　半夏一钱五分　枳实一钱五分（炒）　砂仁一钱五分　苏子一钱五分（炒）　陈皮一钱五分　甘草五分

【主治】七情四气，以致膈噎翻胃。

【用法】上锉。加生姜三片，水煎服。

四贤串

【出处】（清）鲁照《串雅补》卷二

【组成】雷丸一两　青皮五钱　三棱三分　黑丑五钱（头末）

【主治】食积疳劳，翻胃噎膈，五臌十胀，虫积痞块。

【用法】上为末。早空心砂糖调服三钱。莫吃饭，恐虫头向内，候腹内疼即下矣；后下鱼冻，再下虫二三次，用粥饮汤止之。若治痞块。用陈酒送下。块即降消，不必用全虫等类。

松烟饼子

【出处】（元）萨迁《瑞竹堂方经验集》卷一

【组成】细墨五分（烧，研）　陈皮五钱（去白）　牵牛五钱（别研，取头末）

神曲五钱（炒）　三棱五钱（火煨）　密陀僧五钱（研）　五灵脂五钱（研）　硇砂五钱（研）　牡蛎五钱（火煨，煅）　麦蘗五钱（炒）　大黄一两　北枣一个（烧存性）　斑蝥一两（去翅足，糯米同炒）　芫花一钱（醋浸一宿，炒）　干漆一钱（炒去烟）　白丁香一钱（研）　大戟一钱（去芦）　青礞石一钱（研）　蓬莪术一钱（煨）　巴豆一两（去皮，湿纸裹烧，黄色为度）

【功用】消食快气。

【主治】积气瘀血痞塞，大人、小儿久痢或休息痢，并男子、妇人年深不伏水土，及暑月变成恶痢，米汤不消，五痞块逆，隔胃吐食，心胸闷闭，酒疸食黄，劳嗽上喘，呕逆涎沫，心闭惊恐，口苦恶心，小便淋涩，大便不通，伤寒余毒，妇人胎前产后，败血结成积块，饮食平常，遍身疼痛，腰强腿硬，手足眩厥，九种心疼，十般积热，九般水气，霍乱吐泻，久病瘦弱。

【用法】上为细末，水打面糊为丸，如皂角子大，捻为饼子。临用为粗末，记以所伤，煎汤送下，或面汤亦可，小儿三饼，大人看虚实禀气加四至五饼。其积块渐渐近下，再进一服，又觉近下。

苏蜜煎

【出处】（宋）陈直《养老奉亲书》上籍

【组成】土苏二两　白蜜五合　生姜汁五合

【主治】老人噎病，气塞食不通，吐逆。

【用法】上相和，微火煎之令沸，空心服半匙，细细下汁尤效。

酸枣仁丸

【出处】（宋）赵佶《圣济总录》卷九十六

【组成】酸枣仁一两（生用）　薏苡仁一两（炒）　木通一两（锉）　黄芪一两（锉）　枳壳一两（去瓤，麸炒）　升麻一两（锉）　大黄一两（锉，炒）　麦冬一两（去心，焙）　木香一两　赤茯苓一两（去黑皮）　坐拿草一两

【主治】膈上虚热，喉咽噎塞，小便赤涩，神困多睡。

【用法】上一十一味捣罗为末，炼蜜和丸，如梧桐子大。每服二十丸，加至三十丸，煎麦冬汤送下。

太仓丸

【出处】（明）董宿《奇效良方》卷十八

【组成】白豆蔻二两　丁香一两　砂仁二两　陈仓米一升（用黄土炒，米熟，去土不用）

【主治】脾胃虚弱，不进饮食，翻胃不食。

【用法】上为细末，用生姜自然汁和，丸如梧桐子大，每服百丸后，用淡生姜汤送下。

糖姜饼

【出处】（清）陈念祖《医学从众录》卷五

【组成】糖糟一斤　生姜四两

【主治】噎膈。

【用法】先将糖糟打烂，和姜再捣作小饼，晒干，放瓷瓶内，置灶烟柜上。每日清晨将饼一枚泡滚水内，少停饮汤。

桃花丹

【出处】（清）徐大椿《医略六书》卷三十

【组成】大黄三两（醋煮）　代赭石三两（醋煅）　桃仁三两（炒黑）

【主治】血胀，噎食，脉洪涩大。

【用法】上为末，薄荷汁为丸。每服三钱，沸汤送下。

桃花散

【出处】（宋）王怀隐等《太平圣惠方》卷五十

【组成】桃花三两（当年者）　槟榔三两　缩砂二两（去皮）　马牙硝二两　吴茱萸一两（汤浸七遍，焙干，微炒）

【主治】五膈气，食饮不下，渐将羸瘦。

【用法】上药捣细罗为散。每日不计时候，以热酒调下一钱。

桃仁煎丸

【出处】（宋）王怀隐等《太平圣惠方》卷四十八

【组成】桃仁三两（汤浸去皮尖双仁，细研，以酒三升同硇砂煎成膏）　硇砂一两半（不夹石者，细研）　鳖甲一两（涂醋炙令黄，去裙襕）　川乌头半两（去皮脐，锉碎，盐拌，炒令黄）　紫菀半两（去苗土）　猪牙皂荚半两（去皮，涂酥炙令焦黄，去子）　防葵半两　木香三分　槟榔三分　干姜半两（炮裂，锉）

【主治】息贲气。右胁下结硬如杯，心胸胀痛，不能饮食，胸膈壅闷，咳嗽喘促。

【用法】上药捣细罗为散，入桃仁、硇砂，煎中溲和，丸如梧桐子大。每服食前，以生姜汤下十五丸。

通肠丸

【出处】（明）张三锡《医学六要》卷五

【组成】大黄二两（酒浸）　滑石二两（飞研）　陈皮一两五钱（去白）　厚朴一两五钱（姜汁制）　人参一两　当归一两　贯众一两（去毛）　干漆一两（炒烟尽）　木香七钱五分　槟榔七钱五分　三棱五钱（煨）　蓬术五钱（煨）　川芎五钱　薄荷

五钱　玄明粉五钱　雄黄五钱　桃仁泥五钱　甘草五钱

【主治】反胃噎膈。

【用法】俱各另研，取细末，用竹沥等汁各二杯，烧酒、姜汁一杯，隔汤煮浓和丸，如芥子大。每服三钱，去枕仰卧，唾津咽下。通利，止后服。

【备注】服此丸及前诸汁后，得药不反，切不可便与粥饭及诸饮食，每日用人参五钱、陈皮二钱，作汤，细啜，以扶胃气。

通气汤

方一

【出处】（唐）王焘《外台秘要》卷八

【组成】半夏六两（洗）　生姜六两　橘皮三两　桂心三两（切）

【主治】胸胁气满，每食气噎。

【用法】上四味，切。以水八升，煮取二升五合，绞去滓，分温三服，服别相去如人行六七里服。

【宜忌】忌羊肉、生葱、饧等。

方二

【出处】（唐）王焘《外台秘要》卷八

【组成】半夏三钱（洗）　生姜三钱　橘皮一钱半　桂心一钱半（切）

【功用】行气降逆。

【主治】胸胁气满，每食噎塞不通。

【用法】上四味，切。以水八升，煮取二升，绞去滓，温分三服。

【宜忌】服药期间，忌食羊肉、生葱、饧等。

通幽汤

【出处】（金）李杲《兰室秘藏》卷下

【组成】桃仁泥一钱　红花一分　生地黄五分　熟地黄五分　当归身一钱　炙甘草一分　升麻一钱

【主治】大便难，幽门不通，上冲吸门不开，噎塞不便，燥秘，气不得下。

【用法】上都作一服，水二大盏，煎至一盏，去渣，调槟榔细末五分，稍热，食前服之。

【备注】通幽汤，《脾胃论》卷下有记载，组方中去槟榔。"噎塞""幽门不通"，即今之胃癌，若症见于后期，肠结如羊矢者，可酌加麻仁、瓜蒌、蜂蜜以润肠通便。

通中散

【出处】（宋）王怀隐等《太平圣惠方》卷五十

【组成】牵牛子一两半（微炒）　槟榔三分　桂心一分　干姜一分（炮裂，锉）木香一分

【主治】五膈气，胸中不利，脏腑壅滞。

【用法】上件药，捣细罗为散。每服，以热酒调下二钱，空腹，可二服续续，更以一两盏热茶投之，得利三两行，下得恶物为效。

透关散

【出处】（明）孙文胤《丹台玉案》卷四

【组成】白豆蔻四钱　子丁香四钱　沉香四钱　青皮五钱（醋炒）　香附五钱（醋炒）　橘红五钱　枳实五钱　青礞石三钱（煅过）

【主治】噎膈不通，痞满气结，饮食难下。

【用法】上为末。每服二钱，空心煮酒送下。

透体异香丸

【出处】（明）龚廷贤《鲁府禁方》卷四

【组成】沉香一两　木香一两　丁香一两　藿香一两　没药一两　零陵香一两　甘松一两　缩砂一两　丁皮一两　官桂一两　白芷一两　细茶一两　香附一两　儿茶一两　白豆蔻一两　槟榔一两　人参一两　乳香五钱　檀香五钱　山奈五钱　细辛五钱　益智五钱　当归五钱　川芎五钱　乌药五钱　麝香二钱　朝脑二钱　薄荷一两

【功用】壮阳滋肾，补益丹田。

【主治】五膈、五噎痞塞，诸虚百损，五劳七伤，体气、口气、颏气等症。

【用法】先将大粉草半片锉片，水煮汁去渣，将汁熬成膏，将前药为末，炼蜜共膏，捣和为丸，如芡实大。清晨噙化一丸，用黄酒送下。

【宜忌】忌生冷，毒物解之。

王道无忧散

【出处】（明）龚廷贤《万病回春》卷三

【组成】当归八分　白芍八分（炒）　川芎八分　生地黄八分　赤芍五分　白术一钱二分（土炒）　白茯苓一钱二分（去皮）　赤茯苓八分　砂仁八分　枳实八分（麸炒）　香附八分　乌药八分　陈皮八分　半夏八分（姜汁炒）　藿香八分　槟榔八分　猪苓八分　木通八分　天冬八分（去心）　麦冬八分（去心）　黄柏八分（人乳炒）　知母八分（人乳炒）　黄芩八分（炒）　粉甘草三分

【主治】翻胃膈噎。年老之人，阴血枯槁，痰火气结，升而不降，饮食不下者。

【用法】上锉一剂。水煎，温服。

威灵醋蜜煎

【出处】（清）元福辑《经验方》

【组成】威灵仙半盅　醋半盅　蜜半盅

【主治】噎膈。

【用法】煎至五分服之。

魏灵丹

【出处】（明）龚廷贤《鲁府禁方》卷一

【组成】真阿魏　五灵脂各等分

【主治】噎食，转食、痞疾，中满、中窄、奔豚、伏梁、肥气、癥瘕。

【用法】上为细末，用黄狗胆汁为丸，如绿豆大。每服五至七丸，小儿三丸，白滚汤送下；有痰，姜汤下。

【宜忌】忌生冷、葱、蒜、鱼、面。

温白丸

【出处】（唐）王焘《外台秘要》卷十二引《崔氏方》

【组成】紫菀三分　吴茱萸三分　菖蒲二分　柴胡二分　厚朴二分（炙）　桔梗二分　皂荚三分（去皮子，炙）　乌头十分（熬）　茯苓二分　桂心二分　干姜二分　黄连二分　蜀椒二分（汗）　巴豆二分（熬）　人参二分

【主治】心腹积聚，久癥癖，块大如杯碗，黄疸宿食，朝起呕变，支满上气，时时腹胀，心下坚结，上来抢心，傍攻两胁，彻背连胸，痛无常处，绕脐绞痛，状如虫咬；又疗十种水病，八种痞塞，反胃吐逆，饮食噎塞；或五淋五痔；或九种心痛，积年食不消化；或妇人不产，或断续多年，带下淋漓；或痎疟连年不瘥；又疗

一切诸风，身体顽痹，不知痛痒，或半身疼痛，或眉发堕落；又疗七十二种风，亦疗三十六种遁法，或癫或痫，或妇人五邪，梦与鬼交，四肢沉重，不能饮食，昏昏默默，只欲取死，终日忧愁，情中不乐，或恐或惧，或悲或啼，饮食无味，月水不调，真似怀孕，连年累月，羸瘦困弊。

【用法】上十五味，合捣下筛，和以白蜜，更捣二千杵，一服二丸，不知稍加至五丸，以知为度。

乌雌鸡切面羹

【出处】（宋）王怀隐等《太平圣惠方》卷九十六

【组成】乌雌鸡半只（治如食法）　白面四两　桑根白皮三分（锉）　赤茯苓三分（末）　桂心末一分

【主治】五噎，饮食不下，胸中结塞，瘦弱无力。

【用法】上二味末，入面中，先以水煮桑根白皮汤溲面，切。入豉汁和煮熟，与鸡肉调和，一如常法食之。

乌金丸

【出处】（清）陶承熹《惠直堂经验方》卷一

【组成】木鳖子不拘多少

【主治】翻胃，膈食。

【用法】以麻油煮，浮为度。以小麦麸炒去油气，用磁锋刮去毛皮，研为末，糊为丸，如绿豆大。每服三分，小儿一分。未服药之先，去大小便。服药后，盖被取汗，不可见风，犯之寒战，须嚼生姜解之。食膈，神曲、麦芽，夜壶水煎汤下；翻胃膈食，枣子汤下。

乌梅四物汤

【出处】（清）程钟龄《医学心悟》卷二

【组成】大乌梅五个（去骨） 归身五钱（炒） 白芍三钱（醋炒） 生地黄三钱 熟地黄三钱

【主治】痢后阴虚，或潮热，或自汗者；噎证服独梅汤，噎减而怒亦减，阴血津液不足者；头痛阴亏血虚，烦热内热，遇热痛甚者；妊娠子烦、子悬、子痫、子嗽、子淋阴血不足，肝气不调者。

【用法】以上药物，水煎服，每日一剂。

乌药半夏汤

【出处】（清）梁廉夫《不知医必要》卷三

【组成】党参三钱（去芦，米炒） 半夏二钱（制） 乌药二钱 香附一钱五分（酒炒，杵） 茯苓一钱五分 陈皮一钱 砂仁七分（杵） 甘草六分（炙）

【主治】气滞人噎膈。

【加减】如痰涎多者，加泡吴萸六分。

【用法】加生姜二片煎。

吴茱萸丸

【出处】（金）李杲《兰室秘藏》卷下

【组成】木香二分 青皮二分 白僵蚕四分 姜黄四分 泽泻四分 柴胡四分 当归身六分 甘草六分（炙） 益智仁八分 人参八分 橘皮八分 升麻八分 黄芪八分 半夏一钱半 草豆蔻仁一钱二分 吴茱萸一钱二分 麦芽面一钱五分

【主治】寒在膈上，噎塞咽膈不通。

【用法】上为细末，汤浸蒸饼为丸，如绿豆大。每服二三十丸，温水送下，勿多饮汤，恐药速下，细嚼亦得。

五膈翻胃散

【出处】（清）李文来《李氏医鉴》卷四

【组成】人参七分　桔梗一钱　沉香一分半　半夏二钱（姜汁炮）　白术一钱五分（炒）　甘草八分（炙）　白豆蔻五分　杵头糠二钱　荜澄茄五分　枇杷叶一钱（姜汁炙）　木香二分（不见火）

【主治】五膈。食不下，呕呃痰多，咽喉噎塞，胸膈满痛。

【用法】加姜七片，陈老仓米一撮，煎至一盏，食前一服，食后一服，临卧一服。

五膈宽中散

方一

【出处】（宋）太平惠民和剂局《太平惠民和剂局方》卷三

【组成】白豆蔻二两（去皮）　甘草五两（炙）　木香三两　厚朴一斤（去皮，生姜汁炙熟）　缩砂仁四两　丁香四两　青皮四两（去白）　陈皮四两（去白）　香附子十六两（炒去毛）

【主治】因忧恚、寒热动气伤神，致阴阳不和，脏腑生病，结于胸膈之间，遂成五膈之病：一曰忧膈，胸中气结，津液不通，饮食不下，羸瘦短气；二曰恚膈，心下实满，噫辄醋心，饮食不消，大小便不利；三曰气膈，胸胁逆满，噎塞不通，噫闻食臭；四曰寒膈，心腹胀满，咳嗽气逆，腹上苦冷雷鸣，绕脐痛，不能食肥；五曰热膈，五心中热，口中烂生疮，四肢烦重，唇口干燥，身体或热，腰背疼痛，胸痹引背，不能多食，及一切气疾。

【用法】上为细末，每服二钱，加生姜二片，盐少许，沸汤点服，不计时。

方二

【出处】（清）张璐《张氏医通》卷十三

【组成】厚朴二两（姜汁炒）　甘草一两（炙）　木香五钱　白豆蔻仁三钱

【主治】七情郁结，痰气痞塞，遂成五膈。

【用法】上为散，每服三钱，加生姜三片，水煎，入盐一字，和滓服。

方三

【出处】（清）景东旸《嵩崖尊生》卷九

【组成】白术一钱五分　陈皮一钱五分　香附一钱五分　白豆蔻一钱　砂仁一钱　青皮一钱　槟榔一钱　半夏曲一钱　茯苓一钱　厚朴一钱二分　甘草三分　木香五分（磨）

【主治】忧膈、恚膈、气膈、寒膈、热膈等五膈之病。

【用法】以上为细末，每服二钱，入生姜二片，盐少许，沸汤点服，不计时。

五膈丸

【出处】（唐）孙思邈《备急千金要方》卷十七

【组成】麦冬五两　甘草五两　蜀椒三两　远志三两　桂心三两　细辛三两　附子一两半　人参四两　干姜二两

【功用】温中通络。

【主治】忧膈、气膈、食膈、饮膈、劳膈，苦心满，不得气息，引背痛如刺之状，食则心下坚大如粉絮，大痛欲吐，吐即愈，饮食不得下，甚者及手足冷，上气咳逆，喘息短气。

【用法】上九味，末之，蜜和丸。微使焊，先食含如弹丸一枚，细细咽之，喉中、胸中当热，药力稍尽，复含一丸，日三夜二。

五积散

【出处】（宋）王兖《博济方》卷二

【组成】苍术二十两　桔梗十两　陈皮六两（去白）　吴白芷三两　厚朴二两（去皮）　枳壳四两（麸炒）　官桂（春夏用三两，秋冬用四两，去皮）　芍药一两　白茯苓一两（去皮）　当归二两　人参二两　川芎一两半　甘草三两　半夏一两（洗七遍）　干姜（春夏用一两半，秋冬用三两）　麻黄（去节根，春夏用二两，秋冬用三两）

【主治】一切气。阴气伤寒，或脾胃不和，内伤冷食，浑身疼痛，头昏无力，或痰逆，或胸膈不利、气壅，或多噎塞，饮食不下，及元气攻刺，两胁疼痛；女人血海久冷，月候不匀，走疰腹痛及不行，或产前胎不安，伤胎腹痛，或难产、胎死腹中者。

【加减】若阴气伤寒，手足逆冷，或睡里虚惊，及虚汗不止，脉气沉细，面青或手足冷，心多呕逆，宜入顺元散一钱同煎热服；如妇人生产痛阵疏及艰难，经两三日不生，胎死腹中，或产母顿无力，产户干，即入顺元散同煎，以水七分，酒煎数十沸，相次吃两服；或是伤寒，遍身烦热头痛，每服更入葱白一茎，豉七粒，同煎服之。

【用法】上各洗择净，焙干。除官桂、枳壳别杵外，诸药同为粗末，分作六分，于大铁锅内，以文武火炒，令微赤黄熟为度，不可令焦，须是匀，取出以净纸衬，安板床下，候冷。勿令尘土侵，却入前枳壳、官桂末和匀，于密器内收贮。以末二钱，水一盏，煎至七分服。

五噎膈气丸

【出处】（宋）许叔微《普济本事方》卷三

【组成】半夏二两（汤浸七次，薄切，焙）　桔梗二两（炒）　肉桂一两半（不见火）　枳壳一两半（去瓤，麸炒）

【主治】气、食、忧、劳、思虑，致成五噎膈气。

【用法】上为细末，姜汁糊丸如梧子大。姜汤下三十丸，食后临卧服。

五噎散

方一

【出处】（宋）陈言《三因极一病证方论》卷八

【组成】人参二两　茯苓二两　厚朴二两（去粗皮，锉，姜汁制，炒）　枳壳二两（麸炒，去瓤）　桂心二两　甘草二两（炙）　诃子二两（炮，去核）　白术二两　橘皮二两　白姜二两（炮）　三棱二两（炮）　神曲二两（炒）　麦二两（炒）　木香半两（炮）　槟榔半两　蓬术半两（炮）

【主治】五种噎，食饮不下，胸背痛，呕哕不彻，攻刺疼痛，泪与涎俱出。

【用法】上为末。每服二钱，水一盏，生姜三片，枣子一枚，煎七分，空心温服；盐汤点亦得。

方二

【出处】（宋）严用和《济生方》卷二

【组成】人参一两　半夏一两（汤泡七次）　桔梗一两（去芦，锉，炒）　白豆蔻仁一两　木香一两（不见火）　杵头糠一两　白术一两　荜澄茄一两　沉香一两（不见火）　枇杷叶一两（拭去毛）　干生姜一两　甘草半两（炙）

【主治】五噎。食不下，呕恶痰多，咽喉噎塞，胸背满痛。

【用法】上为细末。每服二钱，水一中盏，加生姜七片，煎至六分，食后温服。

五噎五膈散

【出处】（明）孙志宏《简明医彀》卷三

【组成】人参三分　半夏三分　桔梗三分　白术三分　白豆蔻三分　木香三分

沉香三分　干姜三分　杵头糠三分　荜澄茄三分　甘草三分　枇杷叶五片（刷去毛，蜜炙）

【主治】噎膈等证。

【用法】上加姜七片，水一盏煎服。

五噎丸

方一

【出处】（唐）王焘《外台秘要》卷八引《经心录》

【组成】人参二两　半夏二两　桂心二两　防葵二两（一方用防风、小草各二两）　附子二两（炮）　细辛二两　甘草二两（炙）　食茱萸三合　紫菀六分　干姜六分　芍药六分　枳实六分（炙）　乌头六分（炮）

【主治】五种之气，皆令人噎。

【用法】上十三味，捣筛，以蜜和为丸，如梧子大。服五丸，日三。不知加至十五丸。

【宜忌】忌羊肉、饧、海藻、菘菜、猪肉、生葱、生菜。

方二

【出处】（唐）王焘《外台秘要》卷八

【组成】干姜五分　蜀椒五分（汗）　食茱萸五分　人参五分　桂心五分　细辛四分　白术四分　茯苓四分　附子四分（炮）　橘皮六分

【主治】胸中久寒，呕逆逆气，隔食饮不下，结气不消，气噎、忧噎、劳噎、食噎、思噎。气噎者，心悸，上下不通，噫哕不彻，胸胁苦痛；忧噎者，天阴苦厥逆，心下悸动，手足逆冷；劳噎者，苦气隔，胁下支满，胸中填塞，令手足逆冷，不能自温；食噎者，食无多少，唯胸中苦塞常痛，不得喘息；思噎者，心悸动，喜忘，目视䀮䀮。此皆忧恚嗔怒，寒气上入胸胁所致。

【用法】上十味，捣筛，以蜜和为丸，如梧子大。酒服三丸，不知渐增。

【宜忌】忌桃李、雀肉、大醋、猪肉、冷水、生葱、生菜、醋物。

五芝丸

【出处】（清）景东旸《嵩崖尊生》卷九

【组成】大黄五钱（酒浸） 礞石二钱（煅） 南星二钱（矾水浸） 半夏二钱 皂角二钱（水浸） 枳壳一钱 风化硝五分 黄芩五分

【主治】痰盛癫狂，脚气走注，痞块，嘈呕喘肿，心痛连少腹，噎膈。

【用法】神曲和丸。服百丸。服后小便赤，大便如胶，其验也。

五子散

【出处】（清）龚廷贤《万病回春》卷三

【组成】白萝卜子五钱 紫苏子五钱 白芥子五钱 山楂子一钱（去核） 香附子一钱（去毛）

【功用】行气降逆。

【主治】气膈，鼓胀，噎食。

【加减】气结胸中可酌加薤白、厚朴、半夏、瓜蒌皮；痰湿蕴结较甚加陈皮、半夏、苍术、胆南星、茯苓；脾胃虚弱者加黄芪、党参、茯苓、白术。

【用法】上各为末，合一处，作芥子用。现代用法，以上药物，水煎服，每日一剂。

戊己丸

【出处】（清）爱虚老人《古方汇精》卷一

【组成】熟地黄八两 山萸肉三两 当归二两 麦冬二两（去心） 薏苡仁二两 牛膝二两 白芥子一两 玄参一两 丹参一两五钱 北五味子五钱

【功用】养阴生津，活血散结。

【主治】反胃、噎膈。

【加减】阴虚津亏，大便干结加大黄、火麻仁、郁李仁、瓜蒌仁、杏仁；阴虚有热加黄柏、知母、牡丹皮；烦渴引饮，咽下干涩疼痛者加沙参、芦根、天花粉、石斛或合五汁安中饮加减服；药后腹胀碍胃者以砂仁、苏叶、白术、党参或四君子汤送下。

【用法】各取净末，用生姜六两取汁，和炼蜜，同熟地黄杵膏为丸。每服二钱，渐加至三四钱，老米三钱，煎汤调下。

西洋药酒

【出处】（清）冯楚瞻《冯氏锦囊·杂病》卷十四

【组成】红豆蔻五分（去壳）　肉豆蔻五分（面裹煨，用粗纸包压去油）　白豆蔻五分（去壳）　高良姜五分（切片，焙）　甜肉桂五分（去粗皮）　公丁香五分（各研净细末）

【主治】膈食翻胃，一切痢疾、水泻。

【用法】先用上白糖霜四两，水一饭碗，入铜锅内煎化，再入鸡子清二个煎十余沸，入干烧酒一斤，离火置稳便处，将药末入锅内打匀，以火点着酒烧片刻，随即盖锅火灭，用纱罗滤去滓，入磁瓶内，用冷水冰去火气。随量少少饮之。

夏归汤

【出处】（明）孙志宏《简明医彀》卷三

【组成】人参五分　白术八分　茯苓八分　当归八分　陈皮八分　半夏八分（姜制）　黄连八分　甘草三分

【主治】噎膈。

【加减】气虚加黄芪；呕加藿香、砂仁；健胃加山药、莲肉；消食加山楂、麦芽；开郁加香附、神曲、抚芎、山栀；气胀不舒加木香、萝卜子；大便秘加酒煮大黄；肥人多痰加二陈、制半夏、贝母、蒌仁。药中入竹沥、姜汁少许，薤汁、童便、驴尿服。瘦人四物养血，少加桃仁、红花，常宜人乳、牛羊乳，少入姜汁。蜂蜜、砂糖、甘蔗汁、梨汁作饮。枇杷叶、橘叶、兰叶煎服汤饮。粟米煎粥，入竹沥食。

【用法】上方加姜、枣煎，磨入沉香汁三匙服。

仙方万安散

【出处】（明）朱橚《普济方》卷一九四

【组成】黑牵牛三两（生熟各半，熟黄色，不用焦黄） 雷丸三个（生用） 大黄二两（生用） 管仲三两 槟榔三两（生用）

【主治】男子妇人，不以老幼，一切沉深积块，气蛊，水蛊，食蛊，小肠膀胱奔豚，疝气偏坠，木肾，脚气；十膈五噎，翻胃吐食，脾痛气喘，痰饮咳嗽，肺胀；吐血，咯血，淋血者；诸般疮癣，肠风泻血；妇人赤白带下，经脉不调，或后或前，血崩，积聚。

【用法】上为细末。每服四钱，重者五钱，用沸汤浸至明晨服。服毕，细嚼生姜三片过药，一时刻取下。四时着病，皆可服之，十岁者，分作二服。老幼衰弱，临时加减。

【宜忌】忌鱼腥三五日。

相传丸

【出处】（宋）赵佶《圣济总录》卷六十六

【组成】天冬三两（去心，焙） 麦冬三两（去心，焙） 贝母三两（去心，焙） 紫菀三两（去土） 百合三两 桔梗三两（炒） 人参三两 杏仁三两（汤浸去皮尖双仁，炒） 生干地黄三两（焙） 桂三两（去粗皮） 半夏三两（汤煮软，切，焙干） 甘草三两（炙） 阿胶三两（炒至沸） 陈橘皮三两（汤浸，去白）

【主治】肺寒外内合邪，咳嗽，语声不出，口中如含霜雪，停饮寒痰，咽喉妨闷，状若梅核，噎塞不通，膈气痞气；咳嗽脓血。

【用法】上一十四味，同捣罗为末。煮糯米粉，并黄蜡一两成粥，更入蜜再熬匀，和前药，如樱桃大。每服一丸，用生姜细嚼下，嗽时服。

香砂宽中汤

【出处】（明）王肯堂《证治准绳·类方》卷三引《医学统旨》

【组成】木香一钱半（临服时磨水入药三四匙） 白术一钱半 陈皮一钱半 香附一钱半 白豆蔻一钱（去壳） 砂仁一钱 青皮一钱 槟榔一钱 半夏曲一钱 茯苓各一钱 厚朴一钱二分（姜制） 甘草三分

【主治】气滞胸痞噎塞，或胃寒作痛者。

【用法】水二盅，姜三片，煎八分，入蜜一匙，食前服。

消积丸

【出处】（宋）赵佶《圣济总录》卷七十二

【组成】代赭石一两（煅，醋淬三七遍研） 礞石一两（研） 桂半两（去粗皮） 白茯苓半两（去黑皮） 青橘皮半两（汤浸去白，焙） 巴豆半两（去皮心膜，压出油） 京三棱一分（煨，锉） 川楝子一分 硇砂三分（研）

【主治】久积癥癖，冷热不调，痰逆痞闷，心腹刺痛，喘满膨胀，泄利羸困，不思饮食。

【加减】积块大而坚硬者，加鳖甲、水蛭、生牡蛎；瘀象著者，加莪术、桃仁、红花；气滞甚者，加延胡索、乌药、砂仁。

【用法】上九味研，杵为末，拌令匀。酒煮面糊和丸，梧桐子大，每服一丸至二丸，木香汤下。

【宜忌】体虚者及孕妇忌服，忌食生冷黏腻食物。

【备注】现临床可用于胃癌、食管癌、肝癌的治疗。

小理中煎

【出处】（宋）张锐《鸡峰普济方》卷二十

【组成】荜澄茄二两　草豆蔻二两　姜黄二两　良姜二两　缩砂二两　青皮二两　阿魏一钱　陈皮半两

【主治】三焦气弱，中脘积冷，饮食迟化，不能消磨，胸膈痞闷，胁肋膨胀，哕逆恶心，呕吐噫酸，心腹疼痛，脏腑不调，肢体倦怠，不思饮食，及翻胃呕吐，膈气噎塞；脾胃久虚，全不入食，纵食易伤。

【用法】上为细末，醋煮面糊为丸，如绿豆大。每服三十丸，生姜汤下。

小三棱煎

【出处】（宋）王衮《博济方》卷三

【组成】荆三棱四两　蓬莪术四两（洗净）　芫花一两（去枝叶）

【主治】癥瘕积聚，痞气嗝噎，积滞水肿。食积块，及小肠气、本脏气、肾俞气、膀胱气、五膈气、风痰、胃口冷、脾积气、食伤、冷气抱心，心腹胀满，吐逆酸水，五种虚疾，脾寒水气。

【用法】上三味同入一瓷瓶内，用米醋五升，浸满药，封却瓶口，以炭火煨，觉微干即取出荆三棱、蓬莪术，便杵碎芫花，别以余醋炒，微焦后同二味猛焙干，捣罗为末，用米醋煮面糊为丸，如梧桐子大。每服三丸至五丸，用生姜、盐汤吞下；妇人醋汤下。

杏仁丸

【出处】（宋）赵佶《圣济总录》卷一二四

【组成】杏仁半两（汤浸去皮尖双仁，炒）　桂一两（去粗皮）　人参一两　枇

杷叶一两（拭去毛，炙）

【主治】咽喉食即噎塞，如有物不下。

【用法】上四味，捣罗为末，炼蜜和丸，如樱桃大。每服一丸，含化咽津。以瘥为度。

雄黄二豆丸

【出处】（明）孙一奎《赤水玄珠》卷二十六

【组成】大乌梅三十枚（水洗净，取肉）　硇砂二钱　雄黄二钱　乳香一钱　真百草霜四十九粒　黑豆四十九粒　绿豆四十九粒

【主治】翻胃噎食。

【用法】上五味，为细末，乌梅肉捣丸，弹子大。每服一丸嚼化，待一炷香时，药力方行。烙白面饼一枚，清热汤泡开，吃之无碍为妙。设仍有微碍，一二日后，再嚼一丸。三五丸除根。

熏膈丸

【出处】（宋）许叔微《普济本事方》卷三

【组成】麦冬半两（去心）　甘草半两（炙）　人参二钱（去芦）　桂心二钱（不见火）　细辛二钱（去叶）　川椒二钱（去目并合口者，微火炒，地上出汗）　远志二钱（去心，炒）　附子二钱（炮，去皮脐）　干姜二钱（炮）

【主治】胸膈闷塞作噎。

【用法】上细末，炼蜜丸如鸡头子大。绵裹一丸含化，食后日夜三服。

延真膏

【出处】（清）李文来《李氏医鉴》卷四

【组成】人参四两　白术二两　白茯苓二两　山药二两　枸杞二两　莲肉二两　何首乌三两（用竹刀刮去皮）　山萸肉二两半　肉苁蓉五两　当归二两半（上药俱为末）　生地黄　熟地黄　天冬　麦冬各六两（俱用水浸一宿）　远志肉二两（去心）（甘草汁浸一夜，以上共捣如泥，取汁）

【主治】噎膈，翻胃。

【用法】上药末、药汁，加白蜜一斤半，和匀入坛内，以箬皮封固，入锅内，水煮一宿成膏。每服半酒盅。

演气丹

【出处】（清）向德星《易义便览》卷三

【组成】广木香一两（不见火）　大川乌七钱（炮）　南芎五钱　山奈五钱　萝卜子七钱（炒）　肉豆蔻六钱（煨）　巴豆七钱（去心）

【主治】诸般食积、气积、噎食、膈食、膈气，寒痰结聚，膈气不通；饮食所滞生痰，上攻气喘，堵塞不通，吐痰不绝，胸膈胀满，气滞不散，风痰壅盛，不问老少年月深浅。

【用法】上为细末，煮枣（去皮核）为丸，如黄豆大。每服一丸，白萝卜嚼烂送下，不拘时候；黄酒送亦可，姜汤尤好。

养血汤

【出处】（明）皇甫中《明医指掌》卷五

【组成】当归二钱　生地黄二钱　玄参二钱　阿胶二钱　知母二钱　红花五分（酒洗）　桃仁五分（研泥）

【主治】血气槁弱而成噎塞者。

【用法】上锉一剂。水二盏，煎八分，加生白蜜二匙服。

噎膈酒

【出处】（清）龚白璋《增订医方易简》

【组成】荸荠四两　厚朴一两（生姜炒）　陈皮一两　白豆蔻一两　白糖四两
橘饼一两　冰糖　蜂蜜　白酒

【主治】气膈，噎塞不通，饮食不下。

【用法】上药同入罐中泡数十日，每日早、中、晚随意饮。

营实根散

【出处】（北周）姚僧垣《集验方》卷三

【组成】营实根十二分

【主治】噎塞不通。

【用法】上一味，捣为散，酒下方寸匕，日三服。

涌痰汤

【出处】（明）皇甫中《明医指掌》卷五

【组成】甘草一两　桔梗一两　瓜蒂五钱　枳壳五钱　陈皮五钱

【主治】噎膈，食入不下，泛吐黏涎，胸膈撑胀。

【加减】得吐之后，可用参苓白术散调养中气，亦可选用四君子汤、香砂六君
子汤以及补中益气汤等治疗。若吐过之后，未见其效，则不可再用。

【用法】用水十碗，煎至五碗，去渣，连连饮尽，浸浮其痰，发一恶心，即大
吐。得宽后，可服参苓白术散调理。

【备注】体质虚弱，或胃气已伤者勿用；有出血倾向者亦应谨慎使用。

右归丸

【出处】（明）张介宾《景岳全书》卷五十一

【组成】大怀熟地黄八两　山药四两（炒）　山茱萸三两（微炒）　枸杞四两（微炒）　鹿角胶四两（炒珠）　菟丝子四两（制）　杜仲四两（姜汤炒）　当归三两（便溏勿用）　肉桂二两（渐可加至四两）　附子二两（渐可加至五至六两，制）

【主治】元阳不足，或先天禀衰，或劳伤过度，以致命门火衰不能生土，而为脾胃虚寒，饮食少进，或呕恶膨胀，或翻胃噎膈，或怯寒畏冷，或脐腹多痛，或大便不实，泻痢频作，或小水自遗，虚淋寒疝，或寒侵溪谷，而肢节痹痛，或寒在下焦，而水邪浮肿。总之，真阳不足者，必神疲气怯，或心跳不宁，或四肢不收，或眼见邪祟，或阳衰无子等症。

【加减】如阳衰气虚，必加人参以为之主，或二三两，或五六两，随人虚实以为增减；如阳虚精滑，或带浊便溏，加补骨脂三两（酒炒）；如飧泄、肾泄不止，加北五味子三两，肉豆蔻三两（面炒，去油用）；如饮食减少，或不易化，或呕恶吞酸，皆脾胃虚寒之证，加干姜三至四两（炒黄用）；如腹痛不止，加吴茱萸二两（汤泡半日，炒用）；如腰膝酸痛，加胡桃肉四两（连皮）；如阴虚阳痿，加巴戟肉四两、肉苁蓉三两，或加黄狗外肾一二付，以酒煮烂捣入之。

【用法】上先将熟地黄蒸烂杵膏，加炼蜜为丸，如梧桐子大。每服百余丸，食前用滚汤或淡盐汤送下。或丸如弹子大。每嚼服二三丸，以滚白汤送下。

郁李仁丸

【出处】（宋）王怀隐等《太平圣惠方》卷五十

【组成】郁李仁一两（汤浸去皮，微炒）　汉椒半两（去目及闭口者，微炒去汗）　人参半两（去芦头）　甘草一分（炙微赤，锉）　桂心半两　干姜半两（炮裂，锉）　细辛半两　赤芍药半两　陈橘皮一两（汤浸去白瓤，焙）　厚朴一两（去粗皮，涂生姜汁，炙令香熟）　胡椒半两　附子半两（炮裂，去皮脐）　川大黄二两

（锉碎，微炒）　木香一两　诃黎勒皮二两

【主治】五膈气，心胸气壅，宿食不消，腹胃胀满，大肠秘涩。

【用法】上件药，捣罗为末，炼蜜和捣三二百杵，丸如梧桐子大。每服，不计时候，以热酒送下三十丸。

玉露酒

【出处】（明）龚廷贤《鲁府禁方》卷四

【组成】薄荷叶五斤　绿豆粉一斤半　白砂糖一斤半　天冬一两（去心）　麦冬一两（去心）　天花粉四两　白茯苓四两（去皮）　柿霜四两　硼砂五钱　冰片二钱

【主治】诸疾痰饮，宿滞噎塞，气痞奔豚膨胀，上喘下坠，乍寒乍热，头目晕胀，咽喉肿痛。

【用法】用新盆二个，将薄荷等药层相间隔，著实盛于内，二盆合，封固如法，不许透气，蒸五炷香，取出晒干，抖去群药，止用豆粉，复加白糖、柿霜、硼砂、冰片随用。此药不拘老幼，并皆治之。不用引子，诸物不忌。

芫花散

【出处】（唐）孙思邈《备急千金要方》卷十二

【组成】芫花十分　桔梗十分　紫菀十分　大戟十分　乌头十分　附子十分　天雄十分　白术十分　荛花十分　狼毒十分　五加皮十分　莽草十分　王不留行十分　栝楼根十分　栾荆十分　踯躅十分　麻黄十分　白芷十分　荆芥十分　茵芋十分　石斛七分　车前子七分　人参七分　石长生七分　石南七分　草藓五分　牛膝五分　蛇床子五分　菟丝子五分　狗脊五分　苁蓉五分　秦艽五分　藜芦二分　薯蓣二分　细辛二分　当归二分　薏苡仁二分　干地黄二分　芎䓖二分　杜仲二分　厚朴二分　黄芪二分　干姜二分　芍药二分　山茱萸二分　桂心二分　吴茱萸二分　黄芩二分　防己二分　五味子二分　柏子仁二分　远志二分　蜀椒二分　独活二分　牡丹皮二分　橘皮二分　通草二分　柴胡二分　藁本二分　菖蒲二分　茯苓二分

续断二分　巴戟天二分　食茱萸二分

【主治】风冷痰饮癥癖痞，万医所不治者。

【用法】上药不治不择，不炙不熬，但振去尘土，捣，以粗罗下之，即与人服。每服药散三两，加糯米三升，细曲末二升，真酒五升，先以三大斗水，煮米作粥极熟，冬月扬去火气，春月稍凉，夏月扬绝大冷，秋稍温；次下曲末，搦使和柔相得；重下药末，搦使突突然好熟；乃下真酒，重搦使散，盛不津器中，以一净杖搅散，经宿即饮，直以布盖，不须密封。凡服药，且空心服之，以知为度，微觉发动，流入四肢，头面习习然为定，勿更加之。服散者，为细末。每服一方寸匕，和水酒浆饮，无在稍增，以知为度。服丸者，为细末，蜂蜜为丸，如梧桐子大。每服七丸。然作酒服，佳于丸、散，美而易服，流行迅疾。如法服之，常常内消；非理加增，必大吐利。

【宜忌】无所忌，凡是猪、鸡、五辛、生冷、醋滑，任意食之弥佳。惟不得食诸豆，皆杀药，故不得食。

远志汤

【出处】（清）怀远《古今医彻》卷三

【组成】远志肉一钱半（甘草制）　茯神一钱半　白芍药一钱半（酒炒）　熟半夏一钱半　广皮一钱半　枣仁一钱半　人参二钱　钩藤三钱

【主治】噎膈初起。

【加减】有热，加山栀；寒，加炮姜；气，加木香；燥，加丹参、柏子仁。

【用法】龙眼肉五枚，姜一片，水煎服。

再造丹

【出处】（清）顾靖远《顾松园医镜》卷九

【组成】川黄连二两（先同金银各二两　煎浓汁三碗）　大田螺五十个（仰摆盘内，以黄连汁挑点螺眼上，顷刻化成水，将绢滤收，同黄金、金银器煎至碗半，入煎萝卜子汁半碗，煎至碗半，入侧柏叶汁半碗，煎至碗半，入梨汁一碗，煎至碗半，入竹沥一碗，煎至碗半，入童便一碗，煎至碗半，取出金银器，入人乳二碗，煎至一碗；入羊乳二碗，煎至一碗；入牛乳二碗，微火煎至成青）

【主治】膈病不治之症亦能挽回奏效。

【用法】取膏入瓷罐内，封口埋土内一夜，以去火气。每用一酒杯，白汤下。极重者三服痊愈。如汤水不能进者，将膏挑至舌上，随津咽下，遂能饮食。只可食糜粥，一月后方可用饭。

枣包内灵丹

【出处】（明）吴球《活人心统》卷三

【组成】良姜二钱　官桂二钱　川椒二钱　胡椒二钱　青皮二钱　陈皮二钱　甘草二钱　草乌二钱　茴香五钱　白术五钱　川归五钱　半夏五钱　杏仁五钱　川芎五钱　蓬术五钱　三棱五钱　丁香五钱　沉香五钱　木香三钱　巴豆三钱

【主治】男子、妇人、小儿胸膈胁肋疼痛，腹胀如鼓，不思饮食，宿食不消，五噎，中嗝皆治。

【用法】上为末，醋丸如鸡头大。每服一丸，大枣一个，去核，将药入内，外用纸包，水湿煨熟，去纸细嚼，温酒咽下。

枣合丸

【出处】（宋）杨倓《杨氏家藏方》卷六

【组成】丁香半两　半夏曲一两　胡椒二钱　干姜二钱　木香二钱

【主治】脾胃虚冷，干哕恶心，呕吐涎沫，全不思食，十膈五噎，并皆治之。

【用法】上为细末，生姜汁浸蒸饼为丸，每一两作十五丸。每服一丸，用大枣一枚去核，入药在内，用湿纸裹枣煨令香熟，去纸细嚼，温生姜汤送下，食前。

泽漆丸

【出处】（宋）王怀隐等《太平圣惠方》卷四十九

【组成】泽漆半两　槟榔一两　附子一两（炮裂，去皮脐）　木香半两　肉桂半两（去皱皮）　陈橘皮半两（汤浸去白瓤，焙）　泽泻半两　川大黄半两（锉碎，微炒）　郁李仁半两（汤浸去皮，微炒）　厚朴半两（去粗皮，涂生姜汁，炙令香熟）

【主治】食癥癌癖气，脾胃虚弱，头面及四肢浮肿，欲变成水病者。

【用法】上药捣罗为末，炼蜜和捣三二百杵，丸如梧桐子大。每服，以温水送下二十丸，每日三四服。

【备注】适用于食管癌。

真金不换正气散

【出处】（明）朱橚《普济方》卷一五一

【组成】藿香一两　厚朴一两（姜汁制）　陈皮一两（去白）　苍术一两（浸炒）　半夏一两　甘草一两（炒）　川芎一两

【功用】和脾胃，止吐泻，温中，下痰饮，止腹痛满，止汗，解山岚瘴气。

【主治】四时伤寒，五种膈气。和脾胃，止吐泻，温中下痰饮，止腹痛满，吞酸，噎痞噎塞，干呕恶心；内受寒温，外感风邪，身体沉重，肢节酸疼，头昏鼻塞，未分阴阳之间，尤宜服之，则气自正而病自退，及能止汗解山岚瘴气；八般疟疾，遍身浮肿，五劳七伤，或风气所灌，手足肿痛，全不思饮；孕妇产前产后，皆可服饵。又治霍乱吐泻，心腹疼痛，脾气虚弱，脏腑时鸣，小儿脾胃不和，时气诸疾，及治四方不伏水土，凡过岭南此药不可阙。

【加减】如出汗，加葱白煎；若酒后得证，加干姜煎；小腹疼，加炒小茴香煎；心疼，加延胡索煎；如阴证，手足微冷，大便虚，加丁香、干葛、姜同煎；食后得证，加香附子、淡豆豉煎；口吐酸水送下，去脏腑一二行，温稀粥阻住；泻痢，加肉豆蔻煎。

【用法】上咬咀，如法修制。每服五钱，水一盏半，姜三片，枣二枚，同煎至八分，去滓温服再煎，不拘时候。

贞元饮

【出处】（明）张介宾《景岳全书》卷五十一

【组成】熟地黄七八钱甚者一二两　炙甘草一二三钱　当归二三钱

【主治】肝肾亏虚，气短似喘，呼吸急促，提不能升，咽不能降，气道噎塞，势剧垂危。

【加减】如气虚脉微至极者，急加人参；如肝肾阴虚，手足厥冷，加肉桂一钱；如兼呕恶，或恶寒者，加煨姜三五片。

【用法】水二盏，煎八分，温服。

正气散

【出处】（宋）太平惠民和剂局《太平惠民和剂局方》卷三

【组成】甘草七钱（炒）　陈皮　藿香（去梗）　白术各一两　厚朴　半夏（同厚朴各三两，为末）　生姜四两（研烂，同为饼子，微炒）（一方无白术）

【主治】伤寒阴证，憎寒恶风，正气逐冷，胸膈噎塞，胁肋膨胀，心下坚痞，吐痢，呕逆酸水，咳逆，怠惰嗜卧，不思饮食。

【用法】上为细末。每服二钱，生姜三片，枣一枚，水一盏，煎至七分，食前稍热服。又治久患疟疾，膈气心痛，日进三服。常服顺气宽中，辟除瘟疫。

知母汤

【出处】（宋）赵佶《圣济总录》卷四十九

【组成】知母二两（焙）　泽泻二两　白茯苓二两（去黑皮）　黄芩二两（去

黑心） 生姜二两（切） 小麦八合（洗净） 大枣十五枚（去核） 淡竹叶一升半（切） 甘草二两（炙）

【主治】膈消，胸中烦渴。

【用法】上九味。吹咀如麻豆大。每服五钱匕。水二盏，煎一盏。去滓食后温服。

枳壳散

方一

【出处】（宋）许叔微《普济本事方》卷三

【组成】枳壳一两或六两一钱（去瓤，锉，麸炒） 荆三棱一两或六两一钱 橘皮一两或六两一钱（去白） 益智仁一两或六两一钱 蓬莪术一两或六两一钱 槟榔一两或六两一钱 肉桂一两或六两一钱（不见火） 炮姜半两 厚朴半两或三两（去粗皮，姜汁炙） 甘草半两或三两（炙） 青皮半两或三两（去白） 肉豆蔻半两或三两 木香半两或三两

【主治】五种积膈气，三焦痞塞，胸膈满闷，背脊引疼，心腹膨胀，胸胁刺痛，食饮不下，噎塞不通，呕吐痰逆，口苦吞酸，羸瘦少力，短气烦闷，常服顺气宽中，消痃癖积聚，散惊忧恚气。

【用法】上为细末，每服二钱重，水一盏，生姜五片，枣一个，同煎至七分，热服，盐点亦得，不拘时候。

方二

【出处】（清）李文炳《仙拈集》卷一

【组成】大枳壳三个（剖开去瓤） 阿魏六分 杏仁十粒

【主治】噎膈反胃。

【用法】湿绵纸包七层，慢火内炙存性，去阿、杏，研末每个作一服，分作三服，烧酒调下，服三个全愈。

枳壳汤

【出处】（宋）赵佶《圣济总录》卷五十四

【组成】枳壳一两（去瓤，麸炒） 京三棱一两（炮，锉） 干姜半两（炮） 厚朴半两（去粗皮，生姜汁炙） 甘草半两（炙） 益智仁一两 陈橘皮一两（汤浸去白，焙） 木香半两 肉豆蔻半两（去壳） 蓬莪术二两（锉） 槟榔二两（锉） 桂二两（去粗皮） 青橘皮半两（汤浸去白，焙）

【主治】上焦有寒，胸膈满闷，背脊引痛，心腹膨胀，胁肋刺痛，食饮不下，噎塞不通，呕吐痰涎，口苦吞酸，羸瘦少力，短气烦闷，常服顺气宽中，及消痃癖积聚，散惊忧恚气。

【用法】上一十三味。粗捣筛。每服三钱匕，水一盏半，生姜三片，枣一枚擘，煎至八分，去滓热服，不拘时候。

枳壳丸

【出处】（宋）王怀隐等《太平圣惠方》卷五十

【组成】枳壳一两（麸炒微黄，去瓤） 木香一两 槟郎一两 麦冬一两半（去心，焙） 羚羊角屑一两 赤芍药一两 赤茯苓二两 前胡二两（去芦头）

【主治】膈气胀满，吃食妨闷，脚手烦疼，渐加羸瘦，四肢无力。

【用法】上为末，炼蜜为丸，如梧桐子大，每服三十丸，以粥饮送下，不拘时候。

枳实半夏丸

【出处】（元）许国祯《御药院方》卷五

【组成】枳实一两（麸炒黄色，去瓤） 半夏一两半（汤浸洗七次，切作片子，

焙干）白术三分 蓬莪术半两 白茯苓一分（去皮）

【功用】消痰顺气，利胸膈，进饮食。

【用法】上为细末，用生姜汁煮面糊为丸，如梧桐子大。每服六七十丸，陈橘皮汤下，不拘时候。

枳实散

【出处】（宋）王怀隐等《太平圣惠方》卷四十三

【组成】枳实一两（麸微炒） 桂心一两 诃黎勒一两（煨，用皮）

【主治】心腹卒胀满，胸膈不利，难下饮食。

【用法】上药捣细罗为散。不计时候。煎生姜汤调下一钱。

朱附丸

【出处】（宋）魏岘《魏氏家藏方》卷二

【组成】附子一个（七钱重者） 朱砂三钱 巴豆七粒

【主治】十膈五噎。

【用法】附子一个七钱重者，去脐下剜一窍，入朱砂三钱在内，再将取出附子屑填满，外用饼面裹厚两小钱许，可用巴豆去粒去壳，分作十四片贴在面上，再用白面裹，仍用湿纸裹三五重，以文武火煨令面香，取出放冷，去面、巴豆，将附子去皮脐，切片焙干为末，朱砂别研，二味和调滴水为丸，如梧桐子大，每服二十丸，空心食前，浓煎桂花汤送下，日进一服，病重再服。

茱萸丸

【出处】（宋）王怀隐等《太平圣惠方》卷五十

【组成】食茱萸三分 干姜二分（炮裂，锉） 川椒三分（去目及闭口者，微炒去汗） 桂心三分　人参三分（去芦头）　细辛三分　赤茯苓半两　白术半两　附子半两（炮裂，去皮脐）　陈橘皮三分（汤浸去白瓤，焙）

【主治】五噎。胸中寒，呕逆气隔，饮食不下。

【用法】上药捣罗为末。炼蜜和捣三二白杵。丸如梧桐子大。不计时候。以温酒下三（二）十丸。

珠玉二宝粥

【出处】（清）张锡纯《医学衷中参西录》卷一

【组成】生山药二两　生薏苡仁二两　柿霜饼八钱

【主治】脾肺阴分亏损，饮食懒进，虚热劳嗽，并治一切阴虚之证。

【用法】上三味，先将生山药、薏苡仁捣成粗渣，煮至烂熟，再将柿霜饼切碎，调入融化，随意食之。

【宜忌】阴虚汗多之证用之不宜。

竹沥达痰丸

【出处】（清）沈金鳌《杂病源流犀烛·六淫门》卷十四

【组成】姜半夏二两　陈皮二两　白术二两（微炒）　大黄二两（酒浸，蒸，晒干）　茯苓二两　酒黄芩二两　炙甘草两半　人参一两半　青礞石一两（同焰硝一两火煅金色）　沉香五钱

【主治】痰涎凝聚成积，结在胸膈，吐咯不出，咽喉至胃脘狭窄如线，疼痛，目眩头晕，腹中累累有块。

【用法】以竹沥一大碗半、姜汁三匙，搅匀晒干，如此五六度，因以竹沥、姜汁和丸，小豆大，每一百丸，临卧米饮送下。

撞气阿魏丸

【出处】（宋）太平惠民和剂局《太平惠民和剂局方》卷三

【组成】茴香一两（炒） 青皮一两（去白） 甘草一两（炒） 蓬莪术一两（炮） 川芎一两 陈皮一两（去白） 白芷半两 丁香皮一两（炮） 缩砂仁半两 肉桂半两（去皮） 生姜四两（切作片子，用盐半两淹一宿，炒黑色） 胡椒二钱半 阿魏二钱半（醋浸一宿，以面同为糊）

【主治】五种噎疾，九般心痛，痃癖气块，冷气攻刺，及脾胃停寒，胸满膨胀，腹痛肠鸣，呕吐酸水，丈夫小肠气，妇人血气，血刺等疾。

【用法】上捣为末，用阿魏糊和丸，如鸡头大，每药丸一斤，用朱砂七钱为衣。丈夫气痛，炒姜盐汤下一粒至二粒；妇人血气，醋汤下；常服一粒，烂嚼，茶、酒任下。

紫沉丸

【出处】（元）许国祯《御药院方》卷四

【组成】丁香一两 青皮半两（去白） 陈皮半两（去白） 荆三棱半两（锉，炒） 蓬莪术半两（锉，炒） 缩砂仁半两 桂半两（去粗皮） 硇砂一钱（飞，研） 木香三钱 乌梅四两（和核令碎，去子） 巴豆三十个（去皮心，出油，别研）

【主治】宿食不化，痰饮留滞，心腹胀满，胁肋疰刺，胸膈痞满，噎塞不通，呕哕吞酸，嗳气生热，并服宜之。

【用法】上为细末，将巴豆、硇砂和合极匀，面糊和丸，如绿豆大。每服十五丸至二十丸，食后温生姜汤送下。

紫苏子散

【出处】（宋）王怀隐等《太平圣惠方》卷八十三

【组成】紫苏子半两（微炒） 木香半两 诃黎勒皮半两 萝卜子半两（微炒） 杏仁半两（汤浸去皮尖双仁，麸炒微黄） 人参半两（去芦头） 甘草一分（炙微赤，锉） 青橘皮一分半（汤浸去白瓤，焙）

【主治】小儿咳逆上气。心胸壅闷。不欲乳食。噎膈，或怒未定便夹气饮食，或饮食毕便怒，以致与气相逆，遂成噎膈之候。

【用法】上药，捣细罗为散。每服一钱，用水一小盏，入生姜少许，煎至五分，去滓，不计时候温服。量儿大小。以意加减。

✦ 近现代图书和期刊方 ✦

八珍汤补亏汤

【出处】《中西医结合治疗癌症》，山西人民出版社，1984

【组成】党参 30g 焦白术 10g 茯苓 10g 广木香 5g 炒陈皮 10g 全当归 30g 川芎 12g 熟地黄 12g 白芍 15g

【主治】气血双亏型食管癌。

【用法】水煎服，每日 1 剂，分 3 次服。

白茅根半枝莲汁

【出处】《肿瘤的防治》，上海人民出版社，1971

【组成】白茅根 30g 半枝莲 30g 铁树叶 30g 白花蛇舌草 30g

【制法】煎汁去渣，加红藤 60g，制成糖浆。

【主治】食管癌。

【用法】按制法以上为一天的量，分 3 次服。

败酱草瓜蒌方

【出处】《中草药验方选编》，内蒙古自治区人民出版社，1972

【组成】败酱草 30g　瓜蒌 30g　生薏苡仁 30g　青黛 9g　硼砂 9g　山豆根 12g　白术 12g　忍冬藤 30g

【主治】脾胃湿热型食管癌。

【用法】水煎服，每日 1 剂，早晚分服。

板蓝根重楼方

【出处】《肿瘤的防治》，上海人民出版社，1971

【组成】板蓝根 30g　重楼 30g　制南星 30g　威灵仙 30g　紫金锭 30g　冰片 10g　硇砂 10g　延胡索 30g

【制法】上药研细末，制成粉剂。

【主治】食管癌。

【用法】每次 1.5g，每日 3 次。

半夏党参系列方

【出处】《抗癌中草药制剂》，人民卫生出版社，1981

【组成】①半夏 12g　党参 12g　丁香 3g　代赭石 24g　苏梗 15g　旋覆花 15g　竹茹 15g

②龙葵 30g　白英 15g　半枝莲 15g　金刚刺 15g

【主治】食管癌。

【加减】若胀气加莱菔子 15g，佛手花 6g。

【用法】水煎服，每日 1 剂，早晚分服。

北沙参急性子汤

【出处】《四川中医》，1988（12）：24

【组成】北沙参 10g 急性子 10g 天南星 10g 白毛藤 10g 浙贝母 10g 半枝莲 15g 丹参 15g 白花蛇舌草 30g 麦芽 12g 谷芽 12g

【主治】食管中段癌。

【加减】两胁不畅者加郁金 10g，红花 6g，去白毛藤。

【用法】水煎服，每日 1 剂，早晚分服。

柴胡白芍食管癌汤

【出处】《百病良方》，解放军出版社，2005

【组成】柴胡 15g 白芍 30g 香附 12g 旋覆花 12g 丹参 30g 核桃树根 30g 瓜蒌 30g

【主治】肝郁气滞型食管癌。

【用法】水煎服，每日 1 剂，早晚分服。

炒苏子乌药方

【出处】《肿瘤的辨证施治》，上海科学技术出版社，1980

【组成】炒苏子 9g 乌药 6g 焦槟榔 9g 青皮 9g 莪术 9g 当归 15g 吴茱萸 4.5g 生牡蛎 15g 甘草 4.5g 生姜 9g 干蟾皮 6g

【主治】食管癌。

【加减】如胸前疼痛，用全蝎粉 0.3g，开水冲服。

【用法】水煎服，每日 1 剂，早晚分服。

沉香消积丸

【出处】《全国中药成药处方集》(沈阳方),人民卫生出版社,1962

【组成】沉香二两　二丑一斤　五灵脂八两　牙皂八两　大黄八两　香附八两

【主治】食积气滞,腹胀水肿,单腹膨隆,大便秘结,胃脘作痛,噎膈吐酸,四肢水肿。

【用法】上为极细末,醋糊为小丸。每服二钱,以白开水送下。

沉香至宝丸

【出处】《全国中药成药处方集》(重庆方),人民卫生出版社,1962

【组成】沉香三两　蒙桂二两　三七三两　厚朴三两　白蔻仁三两　槟榔三两　山楂三两　枳壳二两　牙皂二两　小茴香一两　苍术三两　广木香三两　吴茱萸三两　莱菔子三两　藿香三两　栀子三两　砂仁二两　大茴一两　檀香木二两　大黄二两　蓬莪术二两　延胡索二两　苏木二两　牵牛子二两　广橘皮二两　公丁香二两　茵陈二两　郁金二两　降香二两　三棱二两　云苓二两　良姜二两　乳香二两　没药二两　巴豆霜二两　雄黄三两　冰片五钱　薄荷冰八钱　麝香六钱

【主治】胸腹腰胁胀痛,反胃噎膈,嗳气吞酸,食积气积,醉饱。

【用法】除雄黄为衣,冰片、薄荷冰、麝香另乳外,余药为细末,水为丸。每服 10 丸,以白开水送下。

穿心莲汤

【出处】《实用中医内科学》,上海科学技术出版社,2009

【组成】穿心莲 10g　白花蛇舌草 30g　浙贝母 12g　玄参 24g　夏枯草 12g　海藻 10g

【主治】食管癌、贲门癌。

【用法】水煎服，每日 1 剂，早晚分服。

大黄蜣螂散

【出处】《陕西中草药》，科学出版社，1971

【组成】大黄 30g　蜣螂 26 个　广木香 24g　火硝 24g

【主治】食管癌、贲门癌。

【用法】共为细末，每次冲服 6g，每日 2 次。

代赭石旋覆花汤

【出处】《四川中医》，1983（5）：62

【组成】代赭石 30g　旋覆花 15g（包）　制半夏 12g　茯苓 15g　全瓜蒌 30g
郁金 15g　丹参 30g　香附 18g　檀香 12g　砂仁壳 10g　黑栀子 10g　甘松 12g　粉
甘草 6g　荷梗适量为引

【主治】食管癌。

【加减】大便秘结，坚硬如羊屎者瓜蒌增至 45g，玄胡粉 10g（冲）；阴亏较甚，
口燥咽干，舌红无苔者去半夏，加增液汤；呕吐痰涎者加海浮石 30g；心烦、口苦，
舌黄者加黄连 10g，去半夏；正气虚弱，少气懒言，神疲乏力者加党参 12g；X 线或
细胞学检查提示有癌变者，加白花蛇舌草 30～60g，半枝莲 30g，郁开结散，病情
好转，用养阴益气之品善后。

【用法】水煎服，每日 1 剂，早晚分服。

党参赭石汤

【出处】《中草药验方选编》，内蒙古自治区人民出版社，1972

【组成】党参 15g 代赭石 15g 枳壳 6g 薤白 9g 天冬 12g 麦冬 12g 甘草 1.5g 肉苁蓉 9g 火麻仁 15g 法半夏 9g 当归 15g 郁李仁 12g 萝卜 7 片为引

【主治】食管癌。

【加减】服药期间，可酌加降气药如苏子，加化瘀药如桃仁等，并用搜风顺气丸。如效果不好，继加生津破瘀之品如天花粉、浙贝母、桃仁等。服药数剂稍好转，根据患者气血两亏，胃气虚弱，再可用逐瘀培气汤临床加减。

【用法】水煎服，每日 1 剂，早晚分服。

党参制南星汤

【出处】《中级医刊》，1981（8）：32

【组成】党参 10g 制南星 10g 急性子 10g 威灵仙 10g 白术 10g 茯苓 15g 鲜石竹根 30 ～ 60g

【主治】食管癌。

【加减】恶心呕吐加竹茹 6g，姜半夏 6g；体倦乏力、白细胞下降加黄芪 30g，当归 15g；口干舌红加生地黄 10g，女贞子 10g，沙参 10g；苔腻不思食加生地黄 10g，焦三仙各 10g，薏苡仁 30g。

【用法】水煎服，每日 1 剂，早晚分服。

冬凌草糖浆合方

【出处】《中西医结合杂志》，1989（9）：12

【组成】①冬凌草糖浆

②山豆根 20g 全瓜蒌 15g 龙葵 20g 威灵仙 12g 葛根 12g 香橼 12g

③丹参 20g 赤芍 15g 川芎 15g 牡丹皮 15g 郁金 12g 黄芪 20g

【制法】方①冬凌草糖浆每次 30mL，每日 3 次口服，2 ～ 3 个月为 1 疗程。方②水煎服，日 1 剂。方③制成冲剂，每剂 1 包 94g，每日冲服 1 剂。冬凌草糖浆制作方法：将阴干的冬凌草茎叶用水浸泡后煮沸 30 分钟，过滤液加白糖，制成每毫升含生药 1g 的糖浆剂。

【主治】食管癌。

【用法】参考制法。

莪术当归汤

【出处】《百病良方》，解放军出版社，2005

【组成】莪术 12g　当归 15g　昆布 30g　海藻 30g　瓜蒌 30g　蛅蟖 10g　土鳖 10g　生地黄 30g　女贞子 15g　麦冬 15g

【主治】瘀血内结型食管癌。

【用法】水煎服，每日 1 剂，早晚分服。

【备注】如服药即吐，可先服玉枢丹（成药）。

二陈汤合旋覆代赭汤

【出处】《中西医结合治疗癌症》，山西人民出版社，1984

【组成】清半夏 10g　陈皮 10g　茯苓 10g　旋覆花 9g（布包煎）　代赭石 15g（另包，先煎）　全瓜蒌 30g　薏苡仁 30g（包煎）　白花蛇舌草 30g

【主治】脾虚痰湿型食管癌。

【用法】水煎服，每日 1 剂，早晚分服。

番苡决菱汤

【出处】《中国秘方大全》，上海科学技术文献出版社，2010

【组成】鲜番杏叶 90 ～ 120g　薏苡仁 30g　决明子 12g　鲜菱草 12g

【主治】食管癌。

【用法】水煎服，每日 1 剂，早晚分服，15 日为 1 疗程。

反胃降逆丹

【出处】《北京市中药成方选集》，人民卫生出版社，1961

【组成】柿蒂一两　红豆蔻三钱　人参八钱（去芦头）　干姜四钱　川附子二两　砂仁五钱　厚朴五钱（炙）　橘皮八钱　肉桂四钱（去粗皮）　丁香四钱

【主治】气逆胸满，食管狭窄，噎膈反胃，朝食暮吐。

【用法】上为细末，过罗，用冷开水泛为小丸，每十六两用滑石细粉四两为衣。每服两钱，一日两次，温开水送下。

蜂房全蝎酒

【出处】《药酒验方选》，山西科学教育出版社，1985

【组成】露蜂房 20g　全蝎 20g　山慈菇 25g　白僵蚕 25g　蟾蜍皮 15g　低度米酒 450mL

【制法】上五味药捣碎，置于容器中，加入米酒浸泡之，经 7 天后开取饮用。

【主治】食管癌、胃癌。

【用法】每日饮 3 次，每次饮 10 ～ 15mL，饱腹饮用。

【备注】本方蟾蜍皮、全蝎、白僵蚕等虫类药物有毒性，饮用时应严格按剂量服用，千万不要过量，慎用之。原方注明空腹饮，编者拟改饱腹饮为宜。

复方八角金盘汤

【出处】《辽宁中医杂志》，1985（8）：23

【组成】八角金盘 10g　八月札 30g　石见穿 15g　急性子 15g　半枝莲 15g　丹参 12g　青木香 10g　生山楂 12g

【主治】食管癌、贲门癌。

【用法】水煎服，每日 1 剂，早晚分服。

甘遂甘草汤

【出处】《千家妙方》，解放军出版社，1982

【组成】甘遂 甘草

【制法】取甘遂适量，用面粉包裹，放入锯末中烧，或在炉火上烤，至面粉烤黄为度，取甘遂在铜药钵中捣碎，铜药钵中捣碎过筛取粉备用。

【主治】晚期食管癌。

【用法】临时取甘遂 0.3g，甘草 0.15g，以温水冲服，每日 3 次。

广木香公丁香汤

【出处】《肿瘤的防治》，上海人民出版社，1971

【组成】广木香 10g 公丁香 10g 沉香曲 12g（或降香 10g，藿香 12g） 石斛 12g 川楝子 12g 川朴 10g 南沙参 12g 北沙参 12g 天冬 12g 麦冬 12g 姜半夏 12g 姜竹茹 12g 旋覆花 12g（包煎） 代赭石 30g 仙鹤草 30g 当归 6g 急性子 21g 全蜈蝣 21g

【主治】食管癌。

【用法】水煎服，每日 1 剂，早晚分服。

广木香槐角糖膏

【出处】《肿瘤的辨证施治》，上海科学技术出版社，1980

【组成】广木香 4.5g 槐角 9g 川贝母 6g 肉桂 3g 急性子 9g 硼砂 6g

【制法】上药共研细末，用红糖 500g 熬膏，加入药末搅匀，制成糖块。

【主治】食管癌。

【用法】随时噙咽。

猴枣汤

【出处】《实用中医内科学》，上海科学技术出版社，2009

【组成】猴枣 15g　煅青礞石 15g（水飞）　硼砂 15g（炒）　天竺黄 15g　沉香 15g　川贝母 60g　麝香 60g

【制法】上 7 味，分别研细，过筛，混匀收贮。

【主治】中风痰厥，以及小儿急惊，痰壅咳喘，亦用于噎膈患者的开道进食。

【用法】每服 0.3 ～ 0.6g，每日 2 次，开水或米饮和服。

【备注】《上海市中医药成药制剂规范》《江苏省药品标准》等书都有"猴枣散"的记载，猴枣，为猴科动物猕猴之内脏胃、肝胆的结石，主产于印度、马来半岛及南洋群岛。

黄毛耳草石见穿汤

【出处】《肿瘤的辨证施治》，上海科学技术出版社，1980

【组成】黄毛耳草 15g　石见穿 15g　半枝莲 15g　威灵仙 15g　鬼针草 15g　枸橘叶 15g

【主治】食管癌。

【用法】水煎服，每日 1 剂，口服 3 次。

黄芪党参方

【出处】《中医肿瘤学》，广东高等教育出版社，2007

【组成】黄芪 30g　党参 20g　当归 15g　白芍 10g　旋覆花 10g　代赭石 30g　威灵仙 30g　急性子 10g　生半夏 10g（先煎 1 小时）　桂枝 10g　陈皮 10g　生地黄

10g　熟地黄 10g

【主治】气虚阳微型食管癌。

【加减】呕吐嗳气者用旋覆花、代赭石、姜半夏、陈皮；呕吐黏痰者用半夏、陈皮，加胆南星、青礞石；气逆呃逆者去威灵仙，加老刀豆、丁香、柿蒂；气滞胸痛者加瓜蒌、郁金、八月札、橘叶、枳壳、白屈菜；血瘀胸痛者加赤芍、桃仁、乳香、没药、延胡索、五灵脂等；阴虚火旺者加生地黄、麦冬、牡丹皮、玄参、黄芩、女贞子、鳖甲、龟甲、知母等；吐血便血者加陈棕炭、贯众炭、仙鹤草、露蜂房、白及、三七等。

【用法】水煎服，每日 1 剂，早晚分服。

黄药子半枝莲方

【出处】《吉林中医药》，1983（2）：26

【组成】黄药子 300g　半枝莲 100g　五灵脂 15g　山豆根 50g　硼砂 5g　守宫 3 条　两头尖 10g　硇砂 5g　川贝母 15g　旋覆花 10g（包）

【主治】食管癌。

【用法】水煎服，每日 1 剂，早晚分服。

黄药子重楼丸

【出处】《肿瘤的防治》，上海人民出版社，1971

【组成】黄药子 60g　重楼 60g　山豆根 12g　败酱草 12g　白鲜皮 120g　夏枯草 120g

【制法】上药研末，炼蜜为丸，每丸重 6g。

【主治】食管癌。

【用法】每日服 4 ～ 6 丸。

【备注】本方用于胃肠肿瘤及肺癌等。

黄药子川断方

方一

【出处】《癌症的治疗与预防》，春秋出版社，1988

【组成】黄药子 30～60g（最多 90g） 川续断 15g 沙苑子 15g 蜈蚣 3～5 条 海藻 15g 牡蛎 15g 砂仁 6g 枇杷叶 15g 钩藤 15g 远志 15g 熟地黄 20g 党参 10g 鸡内金 6g

【制法】黄药子用白酒一两浸泡 1 小时单煎，其他各药水煎 2 次。

【主治】食管癌。

【加减】呃逆不止，加柿蒂 15～30g，降香 10～15g，沉香 2g，旋覆花 10g，代赭石 15～30g；食管黏膜炎症，加海螵蛸 10～15g，瓦楞子 10～15g，蛤粉 10g。

【用法】与黄药子煎液混合早晚服。

方二

【出处】《癌症的治疗与预防》，春秋出版社，1988

【组成】黄药子 30g 川续断 15g 远志 15g 沙苑子 10g 钩藤 10g 附子 15g 干姜 15g 肉桂 15g 党参 15g 生地黄 15g 熟地黄 15g 牛蒡子 10g 射干 10g 桃仁 10g 红花 10g 川大黄 10g 玄明粉 15g（冲）

【主治】食管癌。

【用法】水煎服，每日 1 剂，早晚分服。

黄药子三棱煎

【出处】《癌症的治疗与防治》，春秋出版社，1988

【组成】黄药子 60g 三棱 12g 莪术 12g 川续断 15g 威灵仙 15g 木香 10g

荜茇 10g　肉桂 10g　干姜 10g　附子 10g　荷梗 10g　紫蔻 10g　丁香 10g　郁金 15g　熟地黄 30g　番泻叶 10g

【制法】黄药子单包，加黄酒 100g 兑水先煎半小时，再与诸药同煎。

【主治】食管癌。

【用法】水煎服，每日 1 剂，早晚分服。

急灵仙方

【出处】《中医肿瘤学》，广东高等教育出版社，2007

【组成】急性子 10g　木鳖子 10g　威灵仙 30g　半夏 10g　瓜蒌 30g　郁金 10g 老刀豆 5g　山豆根 10g

【主治】食管癌。

【用法】水煎服，每日 1 剂，早晚分服。

急性子木鳖子汤

【出处】《中医肿瘤学》，广东高等教育出版社，2007

【组成】急性子 15g　木鳖子 10g　威灵仙 30g　半夏 15g　胆南星 10g　赤芍 10g　桃仁 10g　杏仁 10g　半枝莲 30g　山豆根 10g　瓜蒌 30g　草河车 15g　郁金 10g

【主治】瘀血痰滞型食管癌。

【用法】水煎服，每日 1 剂，早晚分服。

加味参赭培气汤

【出处】《中草药验方选编》，内蒙古自治区人民出版社，1972

【组成】潞党参 15g　生赭石 30g　天冬 15g　当归 12g　肉苁蓉 9g　清半夏

12g　生白芍 12g　炒苏子 7.5g　竹茹 6g

【主治】食管癌。

【用法】水煎服，每日 1 剂，早晚分服。

加味玉女煎

【出处】《实用中医内科学》，上海科学技术出版社，2009

【组成】石膏 9～15g　熟地黄 9～20g　麦冬 6g　知母 5g　牛膝 5g　龙胆草 10g　白花蛇舌草 30g

【主治】郁热化火型食管癌。

【用法】水煎服，每日 1 剂，早晚分服。

姜半夏广陈皮方

【出处】《安徽单验方选集》，安徽人民出版社，1972

【组成】姜半夏 12g　广陈皮 6g　茯苓 9g　山豆根 9g　射干 6g　乌梅 3 个　生甘草 4.5g　桃仁泥 9g　沉香 1g　硼砂 1g

【主治】食管癌。

【用法】水煎服，每日 1 剂，早晚分服。

开管散

方一

【出处】《中草药验方选编》，内蒙古自治区人民出版社，1972

【组成】全蝎 30g　麝香 0.6g　乌梅 30g　蜈蚣 30g　冰片 3g

【主治】食管癌，吞咽困难。

【用法】共为细末，每次 3g 含化。

方二

【出处】《浙江中医杂志》，1990（6）：270

【组成】鼠妇 青礞石各等量

【主治】中晚期食管、贲门梗阻。

【用法】研细末，每次 1～2g，每日四至六次，放置于舌根部含咽，不需要水冲服。

【备注】鼠妇破血、下水、解毒、止痛，礞石下气消痰，两者皆有消癥块之功。含咽有利于药物与瘤体接触，能充分发挥药物对癌瘤局部软坚消肿的作用，从而缓解梗阻，使食管重开，饮食得进。

抗癌汤

【出处】《抗癌中草药制剂》，人民卫生出版社，1981

【组成】山豆根 12g 半边莲 30g 金银花 30g 土茯苓 30g 夏枯草 12g 玄参 12g 白头翁 12g 杭菊 12g 天南星 6g 黄连 6g 射干 9g 山慈菇 9g 沉香 3g

【主治】食管癌、脑瘤、肝癌、肺癌、胃癌、乳腺癌、宫颈癌。

【用法】水煎服，每日 1 剂，早晚分服。

抗癌丸

【出处】《抗癌中草药制剂》，人民卫生出版社，1981

【组成】①糖丸方：山豆根 90g 斑蝥 15g 红娘 15g 乌梅 90g 蜈蚣 6g 红枣肉 1000g 白糖 2500g

②蜜方丸：山豆根 100g 斑蝥 100g 木香 100g 乌梅 100g 蜈蚣 15g 全蝎 50g 黄连 50g 红娘 20g 轻粉 20g 红枣仁 400g 蜂蜜适量

【制法】以上各药物碎成细粉，加红枣肉捣烂，最后用糖粉或蜂蜜制成，即得。

糖丸每丸重 6g，蜜丸每丸重 3g。

【主治】食管癌。

【用法】口服，糖丸每次 1 丸，每日 3 次，含化后服下，蜜丸每次半丸，每日 2 次，温开水送下。

抗癌乙丸

【出处】《抗癌中草药制剂》，人民卫生出版社，1981

【组成】黄独 60g　草河车 60g　山豆根 120g　败酱草 120g　白鲜皮 120g　夏枯草 120g

【制法】以上诸药共研细末，炼蜜为丸，每丸重 6g。

【主治】食管癌、贲门癌、胃癌、肠癌、肺癌等肿瘤。

【用法】口服，每日 2～3 次，每次 1～2 丸，温开水送下。

蓝天丸

【出处】《中国中西医结合杂志》，1977（5）：310-311

【组成】麝香 1 份　硇砂 3 份　皂角刺 2 份　制马钱子 2 份　血竭 4 份　沉香 5 份

【制法】以上药物共研为极细末，炼蜜为丸，每丸重 3g。

【主治】食管癌，邪毒结于局部，饮食难下，吞咽疼痛，或牵及后背，呕吐恶心，泛吐大量黏液，舌苔厚腻，脉滑。

【加减】本方以祛邪为主，临床可适当进行化裁，如呕血、吐血者，加三七粉、白及粉、云南白药；发热、烦渴者加玄参、牡丹皮、知母、黄连；呕恶吐黏涎加生半夏、生南星、白芥子、代赭石；吐腐腥臭加朱砂、硼砂、血竭、牛黄。

【用法】每日 2～3 次，4 周为 1 个疗程。

理气化瘀通关汤

【出处】《辽宁中医杂志》，1989（5）：24

【组成】瓜蒌 30g　丹参 30g　半枝莲 30g　莪术 30g　急性子 18g　王不留行 18g　清半夏 18g　黄药子 18g　荷叶 18g　郁金 10g　檀香 10g　砂仁 10g　大黄 10g（酒）　柿蒂 6g　刀豆子 6g

【主治】食管癌，属于气滞血瘀者，症见胸膈满闷，或胸骨后刺痛，两胁窜痛，或撑胀，吐咽不畅，或吐出瘀血块，舌红有瘀斑，脉细涩。

【加减】脘腹胀甚者加厚朴、木香、佛手；呕吐痰涎者加青礞石、代赭石、海浮石；痰中带血或吐血者加三七、白及、藕节炭；胃脘灼热加北沙参、玉竹、石斛；疼痛难忍者加马钱子、没药、九香虫；汤水亦不下者加服半枝莲（守宫 10 条，半枝莲 100g，白酒 2kg，装入瓷罐内，放入锅中隔水蒸，然后置冷水内浸泡一昼夜，日夜频服）。

【用法】水煎服，每日 1 剂，早晚分服，60 日为 1 疗程。

菱角紫藤汤

【出处】《食疗本草学》，四川科学技术出版社，1987

【组成】菱实 30g　紫藤 10g　薏苡仁 10g　诃子 10g

【主治】食管癌、胃癌、贲门癌。

【用法】上四味同入锅中，加水煎服，每日 1 剂，日服 2 次，连续服用。

龙虎白蛇汤

【出处】《抗癌中草药制剂》，人民卫生出版社，1981

【组成】龙葵 30g　万毒虎 30g　白英 30g　白花蛇舌草 30g　半枝莲 15g　山绿

豆 30g　黄药子 15g　乌梅 9g　乌药 9g　田三七 3g　无根藤 15g

【主治】食管癌。

【用法】水煎服，每日 1 剂，早晚分服。

龙葵白英汤

【出处】《实用中医内科学》，上海科学技术出版社，2009

【组成】龙葵 30g　蜀羊泉（又名白毛藤、白英）30g　蛇莓 15g　石见穿 15g
半枝莲 15g　威灵仙 15g　盲肠草 15g　枸橘叶 15g

【主治】食管癌、胃癌梗阻严重，吞咽困难或呕吐者。

【用法】水煎服，每日 1 剂，早晚分服。

龙葵蛇莓汤

【出处】《肿瘤的防治》，上海人民出版社，1971

【组成】龙葵 30g　蛇莓 15g　蜀羊泉 30g（又名白毛藤、白英）　黄毛耳草 15g
石见穿 15g　半枝莲 15g

【主治】食管癌。

【加减】梗阻严重加威灵仙 15g，鬼针草 15g，枸橘叶 15g。

【用法】水煎服，每日 1 剂，早晚分服。

露蜂房全蝎药酒

【出处】《药酒验方选》，山西科学教育出版社，1985

【组成】露蜂房 20g　全蝎 20g　山慈菇 25g　白僵蚕 25g　蟾蜍皮 15g

【主治】食管癌、胃癌。

【用法】上五味，捣碎，置净器中，用酒 450mL 浸之，经 7 日后开取，每日 3

次，每次空腹 10～15mL。

苗家食道癌方

【出处】《苗家实用药方》，中医古籍出版社，2007

【组成】核桃仁 50g　白花蛇舌草 30g　白英 30g　龙葵 30g　仙鹤草 30g　降香 24g　生黄芪 20g　党参 20g　白术 20g　生南星 20g　夏枯草 20g　板蓝根 20g　陈皮 15g　补骨脂 15g　半枝莲 15g　乌药 15g　佩兰 15g　威灵仙 15g　猪苓 10g　半夏 10g　黄独 10g　乌梅 10g　田七 3g

【主治】食管癌。

【加减】便秘加瓜蒌 30g；口干加麦冬 20g；口苦加莲子 10g；痰多加象贝 15g；背热痛加苏叶 10g，田七 10g，延胡索 10g；腹胀加木香 20g。

【用法】水煎 2 次，取液混合，分 3 次服，连服 20 天。

【宜忌】服药期间忌发物、刺激性食物，戒烟、酒、牛肉，勿食过热、过硬食物。

苗家噎膈丸

【出处】《苗家实用药方》，中医古籍出版社，2007

【组成】何首乌 60g　鸡肫皮 30g　牛脖 30g　南星 30g　朱砂 30g　急性子 6g

【主治】噎膈。

【用法】上药为末，炼蜜为丸小豆大，每服 3g，汤下。

南星半夏汤

【出处】《抗癌中草药制剂》，人民卫生出版社，1981

【组成】生半夏 30g　生南星 90g　蛇六谷 90g　藤梨根 90g　川乌 15g　草乌

15g　震灵丹 15g

【功用】化痰散结，解毒通膈。

【主治】食管癌。

【加减】梗阻，加鬼针草 30g，急性子 15g；疼痛，加闹羊花 3g 或壁虎 9g。

【用法】水煎服（至少 2 小时以上），每日 1 剂，早晚分服。

【备注】本方必须久煎，以降低药物毒性。

南星参斛汤

【出处】《浙江中医杂志》，1989（5）：200

【组成】生南星 30g　金银花 30g　党参 10g　石斛 10g　枇杷叶 10g　生麦芽 10g　枳实 10g　代赭石 15g（先煎）　青黛 3g　生甘草 3g

【主治】晚期食管癌。

【加减】痰涎壅盛者，加白芥子 10g，姜半夏 10g；瘀血内阻者，加急性子 10g，广郁金 12g；疼痛剧烈者加延胡索 10g，地鳖虫 12g。

【用法】水煎服，每日 1 剂，早晚分服。15 剂为 1 疗程，初治时可慢慢呷饮，如有呕吐，吐后再喝，治疗期间单纯用中药治疗。

硇黄汤

【出处】《消化内科顽症金方》，科学技术文献出版社，2007

【组成】硇砂 6g　黄芪 15g　甘草 5g

【功用】扶正祛邪。

【主治】食管癌、胃癌。

【用法】将硇砂捣碎，放入砂锅内，加水浸泡 10 分钟，用武火煮沸 30 分钟，尔后加黄芪、甘草，用文火煎煮 30 分钟。沉淀过滤，取汁服用，每天一剂，分 2～3 次服。10 天为 1 疗程。每个疗程服完后，隔 2～3 天继续服用。连服 3 个疗程后，可隔 5 天服 5 天。

【备注】此药严禁接触金属，服药疗程、用药剂量，还要根据患者的年龄、体质、病情而定。近年发现，硇砂、黄芪是有抗癌作用的中药，特别是对食管癌、胃癌的早期治疗有显著疗效。对癌细胞的生长有较强的抑制作用，其奥秘就在它含有微量的硒。

平消丹（丸、方、片）

【出处】《癌瘤中医防治研究》，陕西科学技术出版社，1980

【组成】枳壳 30g　干漆 6g（炒）　五灵脂 15g　郁金 18g　白矾 18g　仙鹤草 18g　火硝 18g　马钱子 12g（制）

【功用】顺气活血，祛瘀通络，攻坚破积，祛毒消肿。

【主治】肺癌、胃癌、食管癌、肝癌、骨癌等癌瘤。

【用法】共为细粉，或水泛为丸。每服 1.5～6g，每日 3 次，开水送下。或制成 0.48g 片剂，每服 4～8 片，温开水送下，每日 3 次，3 个月为 1 疗程。

七矾丸

【出处】《中医癌瘤证治学》，陕西科学技术出版社，1989

【组成】红人参 10g　鸡内金 30g　代赭石 60g　蜈蚣 10 条　土鳖虫 30g　水蛭 150g　红花 30g　马钱子 150g（制）　硇砂 15g　干漆 30g（炒）　白矾 30g　柿饼霜 60g

【功用】活血破瘀，通络止痛，降逆扶正。

【主治】食管癌病情进一步发展，咽下困难，仅能进流质，或咽水也困难时。

【用法】共研为细粉，水泛为丸，如绿豆大。每服 1～3g，黄芪煎水送下，或开水送下，每日 3 次。

七叶一枝八花液

【出处】《辽宁中医杂志》，1984（7）：20

【组成】重楼 15g　八月札 12g　枸橘 30g　凤尾草 12g　急性子 30g　干蟾皮 12g　白花蛇舌草 30g　丹参 30g　生马钱子 4.5g　公丁香 12g　广木香 9g　生南星 9g　蜣螂虫 9g　夏枯草 12g　紫草根 30g　苦参 30g　瓦楞子 30g　壁虎 9g

【功用】理气化痰，消肿散结。

【主治】食管癌。

【用法】水煎服，每日 1 剂，早晚分服。

启膈散

方一

【出处】《四川中医》，1984（5）：64

【组成】北沙参 30g　明百合 30g　怀山药 30g　金石斛 30g　白花蛇舌草 30g　川贝母 15g　云茯苓 15g　杭麦冬 15g　代赭石 15g　半枝莲 15g　赤丹参 15g　川郁金 9g　旋覆花 9g（另包）

【主治】食管癌。

【用法】水煎服，每日 1 剂，早晚分服。

方二

【出处】（清）程钟龄《医学心悟》卷三

【组成】沙参三钱　丹参三钱　茯苓一钱　川贝母一钱五分（去心）　郁金五分　砂仁壳四分　荷叶蒂二个　杵头糠五分

【主治】噎膈。

【加减】虚者，加人参；若兼虫积，加胡黄连、芜荑；甚则用河间雄黄散吐之；

若兼血积，加桃仁、红花；或另以生韭汁饮之；若兼痰积，加广橘红；若兼食积，加卜子、麦芽、山楂。

【用法】水煎服，每日 1 剂，早晚分服。

启膈散加减

【出处】《中草药验方选编》，内蒙古自治区人民出版社，1972

【组成】沙参 30g　丹参 30g　白术 15g　茯苓 15g　砂仁 3g　郁金 9g　香附 12g　贝母 9g　乌蛇 12g　蜈蚣 6 条　全蝎 9g　甘草 3g

【主治】肝气郁结型食管癌。

【用法】水煎服，每日 1 剂，早晚分服。

清火散郁汤

【出处】《名老中医肿瘤验案辑按》，上海科学技术出版社，1990

【组成】金银花 30g　连翘 15g　葛花 15g　全瓜蒌 15g　茯苓 10g　知母 10g　天冬 10g　陈皮 10g　清半夏 10g　枳壳 10g　乌梅肉 10g　柿饼霜 10g　薤白 10g　白药子 10g　青黛 6g

【功用】清火解毒，化痰散结。

【主治】食管癌属热壅痰结，症见进行性吞咽困难，吐黏涎，胸背痛，大便干，口黏无味，形体日见消瘦，舌苔黄而干燥，脉细数者。

【加减】本方应用时可配合散剂噙化，以增强局部治疗作用，加以马钱子、甘草、糯米粉研细磨粉，含化或水泛为丸服等。后者名为神农丸。

【用法】水煎服，每日 1 剂，早晚分服。

人工牛黄散

【出处】《中药草通讯》，1972（2）：14

【组成】板蓝根 30g　猫眼草 30g　人工牛黄 6g　硇砂 3g　威灵仙 60g　制南星 10g

【主治】食管癌。

【用法】将上药制成浸膏干粉，每次服 5 分，日服 4 次。

三七山慈菇散

【出处】《抗癌本草》，湖南科学技术出版社，1989

【组成】三七 18g　山慈菇 120g　海藻 60g　浙贝母 60g　柿霜 60g　制半夏 30g　红花 30g　制乳香 15g　制没药 15g

【主治】食管癌。

【用法】共研极细末，日服 3 次，每次 6g，加蜂蜜适量，温开水送服。

三石蜜丸

【出处】《梁秀清家传秘方选》，山西科学技术出版社，1987

【组成】磁石 30g（醋淬）　寒水石 20g　代赭石 10g

【主治】噎膈反胃。

【用法】共研细末，炼蜜为丸绿豆大，每服 20 丸，日服 2 次，白水送下，有热者用白茅根 30g，藕 30g 煎汤送下，有寒者干姜 5g，煎汤送下。

山豆根旋覆花汤

【出处】《抗癌本草》，湖南科学技术出版社，1989

【组成】山豆根 10g　旋覆花 10g（包煎）　代赭石 20g　莱菔子 15g　郁金 10g　瓜蒌 20g　刀豆子 15g　草河车 20g　陈皮 10g

【主治】食管癌。

【用法】水煎服，每日 1 剂，早晚分服。

山芪赭花丸

【出处】《中医癌瘤证治学》，陕西科学技术出版社，1989

【组成】山豆根 15g　生黄芪 90g　蜂房 15g　旋覆花 15g（包煎）　娑罗子 15g　代赭石 15g　青果 15g

【功用】理气活血，化痰消肿，补气降逆。

【主治】食管癌初期，进食时有轻微咽下困难，吞咽感觉发噎，并逐渐加重者。

【用法】上药共研为细粉，水泛为丸，如绿豆大。每服 3 ～ 6g，开水送下，每日 3 次。

参赭三甲汤

【出处】《中医癌瘤证治学》，陕西科学技术出版社，1989

【组成】旋覆花 10g（包煎）　代赭石 30g　党参 10g　清半夏 15g　龟甲 15g　鳖甲 15g　牡蛎 15g　瓦楞子 30g　蜂房 10g　黄芪 30g　山豆根 10g　赤芍 15g　鸡血藤 30g

【功用】降逆化痰，软坚破积，益气养血。

【主治】中、晚期食管癌、贲门癌，症见进行性吞咽困难，或胸骨后隐痛，恶心呕吐，不欲进食，身倦无力，动则气少者。

【加减】气滞胸脘痞满不畅者，加厚朴、大腹皮、炒莱菔子；呕吐酸腐热臭者，加黄连、芦根、竹茹、炙枇杷叶；大便干结不下者，加大黄、瓜蒌仁、芒硝；吐大量黏涎者，加青礞石、天南星、白芥子；胸部痛甚者，加延胡索、乳香、没药、土元；颈部淋巴结肿大、质硬者，加海藻、昆布、白芥子、山慈菇等。

【用法】水煎服，每日 1 剂，早晚分服。

神应百消丸

【出处】《道家秘方精华》，解放军出版社，1982

【组成】香附 240g　黑丑 60g　生大黄 60g　五灵脂 60g

【主治】胃癌、食管癌、慢性胃炎等。治饮食过度不能运化，以致呕吐恶心，嘈杂胀满，腹痛泻痢，翻胃噎膈等症，消滞、消气、消痰、消积、消痞、消酒滞、茶滞、食滞、能消腹内一切积聚，有百消之能。

【用法】共研细末，醋和为丸如豆大，每服 3g，不拘时用茶清送下，以利为度，量人老弱虚实加减丸数，小儿减量。

生半夏陈胆星汤

【出处】《上海中医药杂志》，1965（9）：12

【组成】生牡蛎 30g（先煎）　夏枯草 12g　昆布 12g　海藻 12g　生地黄 12g　赤芍 9g　玄参 9g　白术 9g　黄芩 4.5g　没药 3g　丝瓜络 4.5g　神农二丸 20 粒（分 2 次吞）

【主治】食管癌。

【加减】滋阴清热加地骨皮、天花粉、石斛；大便秘结加枳实、瓜蒌仁；痰黏湿阻加竹沥、半夏、生薏苡仁；和营通络加丹参、白芍、没药、白毛藤、忍冬藤、络石藤、当归、王留行子、豨莶草。

【用法】水煎服，每日 1 剂，早晚分服。

生地赤白芍汤

【出处】《赵绍琴临证 400 法》，人民卫生出版社，2006

【组成】生地黄 15g　赤芍 12g　白芍 12g　川贝母粉 3g（冲）　旋覆花 10g（包）
红花 3g　桃仁 6g　杏仁 6g　丹参 15g　代赭石 10g　鸡内金 12g　麻仁 20g

【主治】噎膈，阴血大亏，血行瘀滞，形体消瘦，面色黑浊，胃纳不佳，大便
如羊屎，舌红边有瘀点，脉沉涩弦。治宜养血育阴，化瘀行滞，少佐通幽。

【加减】若体质尚好而大便秘结者，加大黄粉 1 ～ 2g（冲）。

【用法】水煎服，每日 1 剂，早晚分服。

生姜蜜饴方

【出处】《龙门石窟药方》，河南科学技术出版社，1989

【组成】生姜汁约 400mL　蜜约 1000mL

【主治】噎病。

【用法】合在一起，用微火煎 5 ～ 6 沸，每次取 1 匙纳酒中温热后服。

胜利丹

【出处】《抗癌中草药制剂》，人民卫生出版社，1981

【组成】雄黄 15g　乳香 7.5g　没药 7.5g　石膏 5g　甲珠 7.5g　蜈蚣 3 条　蜗
牛 10g　全蝎 15g　血竭 7.5g　轻粉 2.5g　朱砂 10g　冰片 10g　蟾蜍 10g　硼砂
10g　大黄 15g　白芷 5g　麝香 0.5g

【主治】肺癌、胃癌、食管癌、宫颈癌等。

【用法】先将朱砂、轻粉、冰片及麝香共研细末，再将其余药物也加工成细末，
混合均匀，用面粉适量作黏合剂，调剂成丹，晾干，即得。口服，每次 2 ～ 3g，每

日 1 次，饭后服。开始时用量宜小，逐渐增至常用量。

【宜忌】服药期间禁食葱、蒜、韭菜、辣椒、无鳞鱼、鸡肉蘑菇等。

【备注】少数患者服药后有恶心、呕吐等现象，严重时可减量或暂停用药。

石见穿半枝莲方

【出处】《肿瘤的防治》，上海人民出版社，1971

【组成】石见穿 30g 半枝莲 30g 红枣 5 枚 急性子 30g

【主治】食管癌。

【加减】胸痛加枸橘 10g，全瓜蒌 10g，薤白头 10g；便秘加牛膝 10g，生大黄 5g；痰多加生南星 5g，生半夏 5g，生姜 2 片；吞咽困难较重时加硇砂 1g 冲服。

【用法】水煎服，每日 1 剂，早晚分服。

石竹根党参方

【出处】《安徽单验方选集》，安徽人民出版社，1972

【组成】石竹根 30g 党参 9g 茯苓 9g 白术 9g 甘草 9g

【主治】食管癌。

【用法】水煎服，每日 1 剂，早晚分服。

食道癌初合方

方一

【出处】《百病良方》，解放军出版社，2005

【组成】①党参 60g 丹参 60g 硼砂 6g 硇砂 3g 莪术 15g 石打穿 30g 黄药子 15g 甲珠 12g 蜈蚣 2 条 全蝎 3g 乌梅 12g 僵蚕 12g 半枝莲 30g 白花

蛇舌草 30g

②猪苓 30g　龙葵 15g　半枝莲 30g　水蛭 30g　肿节风 30g　石见穿 15g　山慈菇 15g　山豆根 15g

③鸦胆子 3g　天龙（壁虎）3g　水蛭 3g　蜈蚣 1 条

④蜣螂 3～5g　大枣 60g

【主治】食管癌初起。

【用法】方①各药共研成细粉，炼蜜为丸。每丸重 10g，每次含化 1～2 丸，每日含化 3 次。方②水煎服，每日 1 剂。方③共研细粉，装入胶囊（一日量），开水吞服。方④蜣螂研末，用大枣煎水送服。

方二

【出处】《安徽单验方选集》，安徽人民出版社，1972

【组成】①食管癌 I 方：山豆根 15g　急性子 15g　半枝莲 30g　白花蛇舌草 60g　泽漆 15g　制南星 9g　玄明粉 3g（后下）　硼砂 1.5g　威灵仙 30g　生薏苡仁 30g

②消噎散：山慈菇 120g　海藻 60g　制半夏 30g　浙贝母 60g　广三七 18g　红花 60g　制乳香 15g　制没药 15g　柿蒂霜 60g

【主治】食管癌。

【用法】方①每日 1 剂，2 次煎服。方②共研极细末，日服 3 次，每次 6g，加蜂蜜适量用温开水冲服。

方三

【出处】《抗癌中草药制剂》，人民卫生出版社，1981

【组成】铁甲军（蜣螂）180g　百草霜 120g　三棱 120g　莪术 120g　威灵仙 120g　杏仁 150g　炒木鳖子 150g　硇砂 90g　硼砂 90g　乌梅肉 90g　鸡内金 90g　轻粉 90g　木通 90g　滑石 90g　川大黄 90g　枳实 90g　桃仁 90g　铅粉 90g　黄米 90g　巴豆仁 60g　黑豆 60g　绿豆 60g　乳香 60g　急性子 60g　儿茶 60g　海螵蛸 60g　斑蝥 60g　沉香 90g　延胡索 60g　雄黄 30g　木香 30g　朱砂 30g　浮石 30g　血竭 30g　川朴 30g　指甲 30g　白芥子 30g　九香虫 30g　蟾酥 9g

【主治】食管癌。

【加减】胸痛加黄药子 50g；发噎加柿蒂 30g，柿霜 20g，或加鸡血藤 30g，青风藤 9g，海风藤 9g。

【用法】各药共研细末，炼蜜为丸，每丸重约 9g。

食道饮合方

【出处】《辽宁中医杂志》，1986（3）：21

【组成】①食道饮：半枝莲 30g　白花蛇舌草 30g　刘寄奴 30g　金沸草 10g　代赭石 30g　柴胡 10g　香附 10g　郁金 10g　炒枳壳 10g　沙参 10g　麦冬 10g　玄参 10g　清半夏 10g　丹参 10g　开道散 3g

②开道散：醋制硇砂 1000g（紫硇砂加等量醋，再加适量水，至硇砂全部溶解后，取溶解熬枯即成）　紫金锭 1000g　冰片 10g　麝香 1g　共研细末备用

【主治】食管癌。

【加减】食管癌溃疡型或伴有胃溃疡者，开道散减量或不用，加海螵蛸；食管气管瘘禁用开道散和食管饮；大便干结加大黄；大便稀，倦怠无力，脉细虚加党参、炒白术，酌加理气药；舌苔黄腻加薏苡仁、瓜蒌，减养阴药。

【用法】方②开道散用水冲服，每次 1g，每日 3 次。方①食道饮，以上药物，水煎服，每日一剂。

【宜忌】服药期间忌食虾酱、韭菜、牛肉。

【备注】汤剂和散剂并进是取效的关键，其作用缓和，需长期用药。

食管癌合方

【出处】《抗癌中草药制剂》，人民卫生出版社，1981

【组成】①牡蛎 250g　蛤蜊粉 250g　磁石 250g　硼砂 150g　朱砂 30g　冰片 45g

②黄连 15g　大黄 15g　青黛 30g　瓦楞子 60g　硼砂 15g　朱砂 15g　冰片 15g　麝香 0.25g　鲜猪胆汁适量

③南星 15g　乌梅 12g　延胡索 9g　黑矾 9g　半边莲 30g　夏枯草 30g

【功用】解毒通膈。

【主治】食管癌梗阻较甚者。

【用法】方①各药共研细末，制成散剂。方②各药共研细末后加入 10 倍量的猪胆汁调和均匀，即得。方③加水煎煮，制成煎剂 500mL 后，加卤水 70mL，混合均匀，即得。口服，每次散剂 1.5g，复方胆汁液及煎剂各 10mL，每日 3 次。

食管通合剂

【出处】《安徽中医临床杂志》，1996（2）：12

【组成】太子参 12g　山豆根 12g　沙参 12g　当归 12g　黄芪 18g　全瓜蒌 18g
白术 10g　玉竹 10g　旋覆花 10g　女贞子 15g　熟地黄 15g　丹参 15g　菟丝子 15g
半枝莲 25g　生蜂蜜 60g

【功用】益气养阴，扶正祛邪。

【主治】食管癌、贲门癌，进食涩滞不畅，咽喉干涸，气少懒动，咳吐黄痰，大便偏硬，舌红苔黄腻，脉滑数无力或细数。

【加减】津亏肠燥、大便不行、数日不解者加大黄、火麻仁、郁李仁、桃仁；阴虚火旺、虚火上扰者加黄柏、知母、炒山栀。

【用法】以上药物，按一定工艺制备成合剂，装瓶密封，每瓶 250mL。每日一瓶，分 2～3 次服下。

守宫酒

【出处】《实用中医内科学》，上海科学技术出版社，2009

【组成】壁虎 10g　薏苡仁 30g　奶母子 30g　黄药子 30g　好曲酒 1000mL

【主治】缓解食管癌晚期之食管梗阻，有利于开关进食，延长存活期。

【用法】浸泡两周，澄明，取服。每日 2～3 次，每次 15～20mL。

蜀羊花蛇汤

【出处】《肿瘤的辨证施治》，上海科学技术出版社，1980

【组成】蜀羊泉 30g　白花蛇舌草 30g　威灵仙 30g　白茅根 30g

【主治】食管癌。

【用法】水煎服，每日 1 剂，分 3 次服。

双仁散

【出处】《抗癌中草药制剂》，人民卫生出版社，1981

【组成】鸦胆子仁 60g　桃仁 120g　水蛭 60g　生赭石 250g

【功用】化瘀、解毒、降逆。

【主治】食管癌。

【用法】取水蛭（干）、桃仁、生赭石共研细末，再加鸦胆子仁捣烂，混合，即得。口服，每次 10～12g，每日 3～4 次，掺入藕粉内冲服。

双香硼砂丸

【出处】《梁秀清家传秘方选》，山西科学技术出版社，1987

【组成】广木香 12g　藿香 10g　硼砂 6g　建曲 30g

【主治】噎膈、食后而吐呃逆、痰涎上壅等症，亦治慢性胃炎。

【用法】共研细末，炼蜜为丸。每服 6g，日服 2 次，饭前丝瓜煎汤送下。

桃仁代赭汤合方

【出处】《中草药验方选编》，内蒙古自治区人民出版社，1972

【组成】①桃仁代赭汤：桃仁 9g 红花 9g 代赭石 30g 山药 18g 天花粉 18g
天冬 9g 土鳖虫 15g 党参 15g 三七面 6g（冲服）

②桃三硼甘丸：桃仁 30g 三七 30g 硼砂 18g 甘草 12g 碘化钾 15g 胃蛋
白酶 20g 共为细面，炼蜜为丸，每丸重 9g

③慈菇膏：山慈菇 120g 白蜜 250g 将山慈菇研细面，与蜂蜜混合成膏

【主治】食管癌。

【用法】桃仁代赭汤水煎，先服，隔日再服丸药 1 丸，服至症状大减，能吃流
食，再服慈菇膏，每次 15 ～ 30g，每日 2 次。

桃仁红花汤

【出处】《中西医结合治疗癌症》，山西人民出版社，1984

【组成】桃仁 9g 红花 9g 归尾 15g 赤芍 15g 苏木 15g 郁金 10g 丹参
30g 紫草 30g 金银花 15g 夏枯草 15g

【主治】瘀毒型食管癌。

【用法】水煎服，每日 1 剂，早晚分服。

蜈蚣粉

【出处】《陕西中草药》，科学出版社，1971

【组成】蜈蚣 30g 全蝎 30g 麝香 0.6g 冰片 3g 乌梅 30g

【主治】食管癌。

【用法】将上药共研细粉末，每次 3g 含化咽下。

【备注】蜈蚣、全蝎均含毒性，严格控制剂量。

西尹抗癌散

【出处】《抗癌中草药制剂》，人民卫生出版社，1981

【组成】半枝莲 500g　蒲公英 500g　黄连 60g　黄柏 60g　连翘 180g　车前子 180g　半夏 120g　大黄 120g　天花粉 120g

【主治】食管癌。

【用法】共研细末成散剂，口服，每次 9～12g，每日 2 次。

鲜桔汤

【出处】《中草药验方选编》，内蒙古自治区人民出版社，1972

【组成】天雄片 30g　炙川乌 0.9g　炙草乌 0.9g　木香 0.6g　香附 0.9g　血木通 0.9g　花木通 0.9g　木通 0.9g　当归 1.5g　赤芍 0.9g　桃仁 0.6g　红花 0.6g　威灵仙 0.9g　夏枯草 30g　细辛 0.3g

【主治】食管癌、胃癌、肝癌。

【加减】阳不甚虚者去天雄，脉细小者不去；气血虚加潞党参 30g，黄芪 30g。

【用法】水煎成 300mL，每服 100mL，每日 3 次。

消癌片

【出处】《肿瘤的诊断与防治》，云南科技出版社，2018

【组成】红升丹 300g　琥珀 300g　山药 300g　白及 300g　三七 620g　牛黄 180g　黄连 150g　黄芩 150g　黄柏 150g　陈皮 60g　贝母 60g　郁金 60g　蕲蛇 60g　犀角 90g　桑椹 90g　金银花 90g　黄芪 90g　甘草 90g

【功用】活血凉血，解毒消癌。

【主治】舌癌、鼻咽癌、脑癌、食管癌、胃癌、骨肉瘤、乳腺癌、宫颈癌等。

【加减】如气虚，加用四君子汤；血虚，加用四物汤；气血俱虚者，二方合用。

【用法】制成片剂，每片 0.5g。每服 1 片，每日 2～3 次，饭后服。一个月为 1 疗程，4～6 月为一治疗期，每疗程后停药 1 周左右。

【宜忌】服药期间，忌食蒜、葱、浓茶、鲤鱼等。

消炎 3 号

【出处】《中草药通讯》，1972（2）：14

【组成】板蓝根 30g　猫眼草 30g　人工牛黄 6g　硇砂 3g　威灵仙 60g　制南星 9g

【功用】清热解毒，通经活络。

【主治】食管癌。

【用法】制成浸膏干粉。每服 1.5g，每日 4 次。

逍遥散加减方

【出处】《中西医结合治疗癌症》，山西人民出版社，1984

【组成】醋炒柴胡 6g　白术 9g　茯苓 9g　全瓜蒌 20g　清半夏 10g　郁金 10g 杭白芍 12g　当归 15g　急性子 10g　半枝莲 30g

【主治】肝郁气滞型食管癌。

【用法】水煎服，每日 1 剂，早晚分服。

旋覆代赭石大半夏汤

【出处】《安徽中医学院学报》，1986（1）：40

【组成】①旋覆花 20g（包）　半枝莲 20g　海藻 20g　昆布 20g　代赭石 30g

西党参 15g　姜半夏 15g　陈胆星 15g　全瓜蒌 15g　陈枳壳 10g　熟大黄 10g

②消癌 101 丸：赤硇砂 6g　玄明粉 6g　黄连 6g　硼砂 9g　生乳香 15g　生没药 15g　柿饼霜 15g　人工牛黄 4g　研为极细末装入胶丸

【主治】食管癌。

【用法】方①水煎服，每日 1 剂，早晚分服。方②含服，每日 3 次，每次 6 丸。

旋覆代赭石汤加减

【出处】《四川中医》，1988（8）：15

【组成】旋覆花 10g（包）　柴胡 10g　代赭石 30g　丹参 30g　苍术 15g　党参 15g　白蔻仁 6g　制半夏 6g　半枝莲 6g　急性子 12g　陈皮 12g　黄药子 12g　白花蛇舌草 25g　甘草 3g

【主治】食管癌。

【用法】水煎服，两日 1 剂。

【备注】另外可外配艾灸，穴取足三里。方法：用生姜切成 5 分硬币大小厚薄的片，用针把姜片扎成许多小孔，放于穴位之上，点烧艾炷，初期 3 壮，后期 5 壮，燃完为止。

旋覆花代赭石汤加减

【出处】《中医肿瘤学》（上），广东高等教育出版社，2007

【组成】旋覆花 10g（包）　代赭石 20g　莱菔子 15g　郁金 10g　瓜蒌 20g　山豆根 10g　贝母 10g　砂仁 4g　苏梗 10g　刀豆子 15g　草河车 20g　陈皮 10g

【主治】气痰互阻型食管癌。

【用法】水煎服，每日 1 剂，早晚分服。

旋覆花香附汤

【出处】《赵绍琴临证 400 法》，人民卫生出版社，2006

【组成】旋覆花 9g（包）　香附 10g　炒山栀 6g　青皮 6g　陈皮 6g　半夏曲 10g　苏梗 9g　枳壳 9g　片姜黄 10g

【主治】噎膈，气机郁滞，咽部食管阻塞不畅，咽物作痛气噎，由于心情抑郁则病势更甚。疏调气机，降逆定噎。

【加减】若嗜酒多年，舌苔厚腻者，加葛花 10g，枳椇子 10g，赤芍 10g；若苔白腻根厚，胸中满闷、大便溏薄，脉沉缓者加草豆蔻 3g，厚朴 6g，杏仁 10g；若苔垢腻而厚者加焦三仙各 10g，鸡内金 10g；若苔黄厚略干者，可酌加瓜蒌 20g，或保和丸 15g 布包同煎；若苔黄腻根垢黄厚，脘腹胀满，大便干者，可加大黄粉 1～2g（冲），甚则可加玄明粉 2g（冲）。

【用法】水煎服，每日 1 剂，早晚分服。

鸦胆子桃仁方

【出处】《肿瘤学》，人民卫生出版社，1982

【组成】鸦胆子 60g　桃仁 120g　水蛭 60g　生赭石 240g

【主治】食管癌。

【用法】先将水蛭、桃仁、生赭石研细末，加入鸦胆子仁捣烂，每次用 10g 搅入藕粉内服，每日 3 次。

噎膈饮

【出处】《内蒙古中医药》，内蒙古自治区人民出版社，1988

【组成】白花蛇舌草 30g　蒲公英 30g　半枝莲 12g　山豆根 15g　山慈菇 10g

鸦胆子 10g　黄药子 10g　露蜂房 10g　三七粉 9g　斑蝥 1g（去头足）　蟾酥 0.5g

【主治】食管癌。

【用法】水煎服，每日 1 剂，早晚分服。

益气消积汤

【出处】《实用中医药杂志》，1996（2）：27

【组成】党参 30g　蝉蜕 30g　白花蛇舌草 30g　山慈菇 30g　半枝莲 30g　徐长卿 30g　牡蛎 30g　茯苓 15g　炒白术 15g　威灵仙 15g　砂仁 10g　白豆蔻 10g　川楝子 10g　延胡索 10g　鸡内金 10g　鳖甲 10g　麝香 0.1g（冲）

【功用】益气消积，解毒抗癌。

【主治】食管癌症见口气热臭，嗳腐吞酸，胸腹满闷，吞咽噎塞，身倦无力，懒动喜卧，舌红、苔黄、脉细数无力者。

【加减】疼痛剧烈者，加重楼、蜈蚣、白芍、马钱子；腹胀甚者，加厚朴、炒莱菔子、槟榔；恶心口苦者，加薏苡仁、蒲公英；声音嘶哑，加桔梗、生甘草、山豆根、木蝴蝶；咳嗽者，加川贝母、瓜蒌、枇杷叶；苔腻者，加泽漆、重楼；呛咳不止者，加金银花、连翘、蒲公英。

【用法】水煎服，每日 1 剂，早晚分服，15 日为 1 个疗程。

郁金砂仁汤

【出处】《百病良方》，科学技术文献出版社重庆分社，1983

【组成】郁金 12g　砂仁壳 10g　南沙参 18g　浙贝母 12g　丹参 15g　茯苓 15g　法半夏 10g　瓜蒌 30g　天南星 10g　黄药子 30g

【主治】痰气交阻型食管癌。

【用法】水煎服，每日 1 剂，早晚分服。

增损八珍汤

【出处】《古今名方》，河南科学技术出版社，2001

【组成】党参 9g 白术 9g 黄芪 9g 当归 9g 赤芍 9g 桃仁 9g 生地黄 15g 天花粉 12g 石斛 12g 丹参 12g 夏枯草 12g 川贝母 12g 生牡蛎 30g

【功用】扶正生津，化痰散瘀。

【主治】食管癌后期，证属气虚津亏、痰瘀凝结者。症见面色㿠白，形体羸瘦，水饮及食物俱难咽下，形寒气短，或胸背疼痛，或声音嘶哑，或大量出血。舌红，或舌淡、苔光剥，脉细弱或细数。

【用法】水煎服，每日 1 剂，早晚分服。

增损启膈散

【出处】《古今名方》，河南科学技术出版社，2001

【组成】川贝母 9g 郁金 9g 当归 9g 桃仁 9g 沙参 9g 蜣螂 9g 急性子 9g 昆布 9g 丹参 12g 海藻 12g 红花 6g

【功用】化痰软坚，活血散瘀。

【主治】食管癌中期，证属痰瘀互结者。症见吞咽困难，甚则水饮难下，胸膈疼痛，泛吐黏痰，大便坚硬，或吐下如赤豆汁，形体消瘦，肌肤枯燥，舌红或青紫，脉细涩。

【用法】水煎服，每日 1 剂，早晚分服。

治癌丸合方

【出处】《抗癌中草药制剂》，人民卫生出版社，1981

【组成】铁甲军 180g 百草霜 120g 三棱 120g 莪术 120g 威灵仙 120g 杏

仁 150g　炒木鳖子 150g　硇砂 90g　硼砂 90g　乌梅肉 90g　鸡内金 90g　轻粉 90g　木通 90g　滑石 90g　川大黄 90g　枳实 90g　桃仁 90g　铅粉 90g　黄米 90g　巴豆仁 60g　黑豆 60g　绿豆 60g　乳香 60g　急性子 60g　儿茶 60g　海螵蛸 60g　斑蝥 60g　沉香 60g　延胡索 60g　雄黄 30g　木香 30g　朱砂 30g　浮石 30g　血竭 30g　川朴 30g　指甲 30g　白芥子 30g　九香虫 30g　蟾酥 9g

【功用】化瘀消癥。

【主治】食管癌和其他恶性肿瘤。

【加减】胸痛，加黄药子 50g；发噎，加柿蒂 30g，柿霜 30g。

【用法】各药共研细末，炼蜜为丸，每丸重约 9g。

治膈散

【出处】《浙江中医杂志》，1989（6）：29

【组成】山慈菇 200g　硼砂 80g　硇砂 20g　三七 20g　冰片 30g　沉香 50g

【功用】解毒散结，化痰通关。

【主治】食管癌以梗阻为主，饮食日见难下，终至汤水不进，或胸骨后疼痛，胸膈不利，或不停吐出黏涎，量多质稠。

【加减】呕吐血性物者，加云南白药或白及粉、三七粉、炒蒲黄、大黄粉；大便困难者，加芒硝、大黄、瓜蒌仁；食管有炎症，吞咽疼痛者，加金银花、连翘、蒲公英；气虚乏力者，加人参、白术、山药、大枣；严重梗阻，不能进食者，适当配合静脉营养。

【用法】以上药物，共研为极细末，每服 10g，每日 4 次，10 天为 1 个疗程，服完 10 个疗程后改为每日 2 次，每次 10g。

制草乌南星散

【出处】《肿瘤的防治》，上海人民出版社，1971

【组成】制草乌 60g　制南星 60g　冰片 30g　火硝 60g　硇砂 30g　马钱子 12g

（油炸）

【主治】食管癌。

【用法】研极细末。每次服 0.6g，用口涎或少量开水送下，每相隔 30 分钟 1 次，待黏痰吐净为止。然后 3 小时 1 次，连服 2 天。

【备注】临床用于晚期梗阻、滴水不进患者，有开导作用。

炙马钱子丸

【出处】《中草药验方选编》，内蒙古自治区人民出版社，1972

【组成】马钱子 60g（炙）　硇砂 60g（炙）　大蜈蚣 10 条　全蝎 10 个　皂角 15g　代赭石 12g　土鳖虫 9g　自然铜 9g　麝香 3g　乳香 18g　没药 18g

【主治】食管癌、胃癌。

【用法】共为细面，江米糊为绿豆大丸，每服 10 丸，日服 3 次。

【宜忌】饮食宜清淡、高营养、易消化食物，避免进食刺激性的食品。

枳朴六君子汤

【出处】《中草药验方选编》，内蒙古自治区人民出版社，1972

【组成】枳实 12g　厚朴 12g　党参 30g　白术 12g　陈皮 9g　半夏 12g　茯苓 9g　乌蛇 12g　全蝎 9g　薏苡仁 30g（生）　甘草 3g

【主治】脾胃虚寒型食管癌。

【用法】水煎服，每日 1 剂，早晚分服。

逐瘀培气汤

【出处】《中草药验方选编》，内蒙古自治区人民出版社，1972

【组成】桃仁 9g　红花 3g　代赭石 24g　法半夏 9g　天冬 9g　当归 18g　天

花粉 9g　麻仁 9g　杏仁 9g　芦根 9g　山药 12g　牡丹皮 9g　党参 15g　三七 1.5g（研面）

【主治】食管癌。

【用法】先将三七和红花研面冲服，余药水煎服。每服 100mL 冲三七、红花面。上药约服五剂后，党参加至 30g，代赭石 30g，山药 18g，天冬、天花粉各 12g，土鳖虫 3 个。服数剂好转去掉土鳖虫、三七、天花粉，天冬改 9g，代赭石改 24g。

✦ 近现代名老中医经验方 ✦
阿依贤古通幽汤

【出处】《中国肿瘤》，2013（11）：909–913

【组成】生地黄 15g　熟地黄 15g　桃仁 9g　当归 9g　红花 9g　炙甘草 6g　柴胡 9g　升麻 6g　联合鸦胆子油乳剂

【主治】中晚期食管癌。

【用法】水煎服，每日 1 剂，早晚分服。

曹延华柴胡疏肝散加味

【出处】《长春中医药大学学报》，2009（4）：513

【组成】柴胡 9g　川芎 9g　枳壳 6g　香附 6g　白芍 6g（炒）　陈皮 6g　甘草 3g

【功用】疏肝解郁，理气止痛。

【主治】中晚期食管癌。证型：肝郁气滞，郁久化火。

【加减】呕吐重加姜半夏或竹茹；腹胀加鸡内金、莱菔子；便秘、口臭加黄连、沙参。

【用法】水煎服，每日 1 剂，2 煎混合，分 3 次饭后温服。

曹延华瓜蒌薤白半夏汤

【出处】《辽宁中医杂志》，2010（3）：530-531

【组成】全瓜蒌10g　半夏10g　郁金10g　枳壳10g　陈皮10g　茯苓10g　连翘10g　射干6g　白芷10g　浙贝母10g　胆南星10g　竹茹10g　丹参20g　砂仁10g　檀香6g　败酱草15g　豆蔻10g　六神曲15g　厚朴10g　桔梗10g　甘草6g

【功用】豁痰行气，清化湿浊，利咽导滞。

【主治】中晚期食管癌。证型：痰气互结，痹阻胸阳。

【用法】水煎300mL，每日1剂，早晚分服。

曹延华启膈散加味

【出处】《光明中医》，2015（1）：153，161

【组成】沙参30g　浙贝母30g（捣碎）　郁金20g　茯苓15g　荷叶蒂7个　大米糠50g　丹参30g　砂仁6g　急性子30g　壁虎10g　威灵仙30g　石见穿20g　半枝莲30g　人参10g

【功用】理气化痰，消瘀散结。

【主治】中晚期食管癌。

【用法】水煎服，每日1剂，早晚分服。

常青常氏基本方

【出处】《谷铭三治疗肿瘤经验集》，上海科学技术出版社，2002

【组成】旋覆花　代赭石　炒白术　川朴花　苏梗　八月札　藿香　莪术　三七　生薏苡仁　猪苓　白花蛇舌草　藤梨根　三叶青　鲜石斛　炒鸡内金　炙甘草

【主治】食管癌。

【加减】癌毒盛者加虎杖、守宫、蜈蚣等；梗阻明显者加姜半夏、姜竹茹、刀豆子等，完全梗阻者结合西医治疗；便血者去莪术，加茜草根、仙鹤草、白及片等，量大者结合西医止血治疗；肝转移者加柴胡、马蹄金、垂盆草、平地木等；骨转移者加骨碎补、补骨脂、炒延胡索等；腹胀者加广木香、枳壳、大腹皮、天台乌药等；胃痛者加代代花、海螵蛸、蒲公英等；便秘者加生地黄、制大黄等；气虚加生晒参、绞股蓝等；阴虚加玉竹、麦冬、天花粉等。

【用法】水煎服，每日1剂，早晚分服。

【论述】常老认为，食管在中医学概念中属于"胃家"，故食管之病责之于阳明胃，食管癌的病机主要在于胃失和降、癌毒阻滞两个方面。中医学提倡六腑"以通为用""以降为顺"，食管作为中医学"胃家"，应保持通降，使饮食顺利入于胃中。食管癌患者脾胃气阴亏虚，功能受损，痰、食留于食道，影响气、血、水湿、食物的运行，形成气血痰食互结之势，再兼癌毒，而成癌肿。胃失和降故呕吐；肿块梗阻而进食困难；胃虚气滞，故脘痞纳呆；食管癌常做放疗，或由癌毒煎烁，引起胃阴亏虚，因而出现咽干便秘；脾胃亏虚，饮食难下，更兼癌毒消耗阴血，所以有消瘦乏力、面色萎黄等气血津液不足之表现。针对以上病机，常老认为食管癌的治则应以和胃降逆、疏肝利湿、化瘀消瘤为主。

陈治平自拟方

【出处】《中药治愈癌症良方》，山东大学出版社，1990

【组成】旋覆花10g（包）代赭石15g（碎，先煎）人参10g 生姜9g 炙甘草6g 半夏10g 大枣5枚 桃仁12g 红花6g 鸡内金12g 焦山栀9g 川楝子9g 豆蔻6g 三棱12g 莪术12g 天冬9g

【功用】培中健脾，镇逆祛痰，行气解瘀。

【主治】食管癌。

【用法】水煎服，每日1剂，早晚分服。

董春娇自拟方

【出处】董春娇.食管癌中医文献研究及案例分析［D］.广州：广州中医药大学，2013

【组成】生黄芪 25g　党参 20g　白术 20g　生半夏 10g（先煎）　补骨脂 25g　生何首乌 25g　山药 25g　肉苁蓉 20g　当归 20g　浙贝母 15g　陈皮 15g　鸡内金 15g　旋覆花 10g　代赭石 10g　桑螵蛸 15g　海螵蛸 15g　白及 10g　蜂蜜 3 匙

【功用】健脾补肾，化痰祛瘀。

【主治】食管癌；噎膈（脾肾亏虚，痰瘀内阻证）。

【用法】水煎服，每日 1 剂，早晚分服。

杜新麟自拟方

【出处】《中药治愈癌症良方》，山东大学出版社，1990

【组成】北沙参 33g　百合 30g　川贝母 15g　怀山药 30g　丹参 15g　川郁金 9g　金石斛 30g　云苓 15g　杭麦冬 15g　旋覆花 9g（包）　代赭石 15g　白花蛇舌草 30g　半枝莲 15g

【加减】体虚乏力者：加党参 30g，黄芪 30g，白术 30g；大便秘结者：加白术 30g，火麻仁 10g；火毒盛者：加黄连 10g，黄芩 10g；痰涎多者：加海浮石 15g，胆南星 10g；进食好转后：去旋覆花、代赭石，加白扁豆 12g，明玉竹 12g。

【功用】润燥解郁，滋阴养胃，通道破积，祛痰解毒。

【主治】食管癌。

【用法】水煎服，每日 2 剂，早晚分服。

龚建强自拟方二

【出处】《光明中医》，2008（5）：649-650

【组成】板蓝根 30g　猫眼草 30g　人工牛黄 6g　硇砂 3g　威灵仙 60g　胆南星 9g（制）

【主治】食管癌。

【用法】制成浸膏干粉，每日 4 次，每次服 1.5g。

龚建强自拟方四

【出处】《光明中医》，2008（5）：649-650

【组成】北沙参 18g　丹参 9g　当归 12g　川贝母 6g　杏仁 9g　瓜蒌皮 9g　砂仁壳 4.5g　桃仁 9g　红花 4.5g　荷叶蒂 9g　杵头糠 9g　郁金 9g　吉林参 6g　生地黄 150g　茯苓 60g　半夏曲 60g

【主治】食管癌晚期。

【用法】浓煎取汁，兑入白蜜约 500g，炼蜜收膏。每服 1 匙，每日 2 次，温开水冲服。

谷铭三肝气郁结方

【出处】《谷铭三治疗肿瘤经验集》，上海科学技术出版社，2002

【组成】当归 15g　柴胡 15g　郁金 15g　枳壳 15g　延胡索 20g　急性子 15g　壁虎尾 5 条　威灵仙 50g　石见穿 20g　半枝莲 20g

【功用】疏肝理气，解郁通关。

【主治】肝气郁结型食管癌。症见：进食咽下梗阻，嗳气不舒，胸骨后隐痛，舌质淡，体胖大，有齿痕，脉弦。

【用法】水煎服，每日 1 剂，早晚分服。

谷铭三脾虚痰湿方

【出处】《谷铭三治疗肿瘤经验集》，上海科学技术出版社，2002

【组成】党参 30g 白术 30g 茯苓 30g 山药 30g 薏苡仁 30g 木香 10g 砂仁 10g 半夏 15g 陈皮 15g 白芥子 15g 胆南星 10g 威灵仙 30g 急性子 30g

【功用】燥湿健脾，化痰通关。

【主治】脾虚痰湿型食管癌。症见：吞咽困难或进食梗阻，痰涎壅盛，痰白黏腻，胸胁闷满，舌胖大有齿痕，苔白腻，脉滑。

【用法】水煎服，每日 1 剂，早晚分服。

谷铭三气血两亏方

【出处】《谷铭三治疗肿瘤经验集》，上海科学技术出版社，2002

【组成】党参 30g 白术 20g 茯苓 30g 熟地黄 30g 当归 20g 川芎 20g 白芍 20g 桃仁 20g 红花 15g 威灵仙 30g

【功用】补气养血。

【主治】气血两亏型食管癌。症见：吞咽困难，肢倦消瘦，面白气短，痰多咯出无力，自汗，舌质淡白，脉细弱无力。

【用法】水煎服，每日 1 剂，早晚分服。

谷铭三虚火上炎方

【出处】《谷铭三治疗肿瘤经验集》，上海科学技术出版社，2002

【组成】生地黄 30g 当归 30g 山萸肉 30g 枸杞子 20g 肉苁蓉 30g 女贞子 20g 菊花 20g 草决明 30g 栀子 15g 龙胆草 15g 威灵仙 30g 急性子 15g 石

见穿 30g

【功用】滋阴生津，润燥通关。

【主治】虚火上炎型食管癌。症见：口干咽燥，津少血枯，吞咽困难或食入即吐，五心烦热，大便秘结，舌质绛，无苔或少苔欠润，脉细数。

【用法】水煎服，每日 1 剂，早晚分服。

谷铭三瘀血凝滞方

【出处】《谷铭三治疗肿瘤经验集》，上海科学技术出版社，2002

【组成】威灵仙 30g 桃仁 30g 半边莲 30g 急性子 20g 白花蛇舌草 40g 石见穿 30g 莪术 30g 半枝莲 30g

【功用】活血祛瘀，通关止痛。

【主治】瘀血凝滞型食管癌。症见：吞咽困难，尤以进黏、硬食品明显，胸骨后疼痛，向后背部放射，舌紫暗，边有瘀斑，脉弦涩。

【用法】水煎服，每日 1 剂，早晚分服。

宦红自拟方一

【出处】《中药治愈癌症良方》，山东大学出版社，1990

【组成】党参 30g 藿香 10g 荷叶蒂 30g 杵头糠 20g 丹参 12g 郁金 12g 薏苡仁 30g 桃仁 12g 代赭石 30g 威灵仙 12g 白芍 10g

【功用】降逆利痰，解郁润燥，宣络导滞，清热除湿，活血攻毒。

【主治】食管癌偏重痰气郁结者。

【加减】热毒盛者：加白花蛇舌草 30g，半枝莲 30g，蜂房 6g；胸腹闷胀者：加柴胡 12g，佛手 6g，白豆蔻 6g，木香 6g；络瘀甚者：加蜈蚣 2 条，全蝎 6g，丹参 12g；口干、痰涎多者：加浙贝母 10g，滑石 18g，梨汁 30g。

【用法】水煎 3 次，取液 350mL，分 3 次缓缓浸吞。

宦红自拟方二

【出处】《中药治愈癌症良方》，山东大学出版社，1990

【组成】薏苡仁30g 陈皮12g 枳壳15g 北沙参30g 苍术9g 厚朴12g 柴胡12g 牡蛎24g 杏仁12g 枳实12g 白花蛇舌草30g 桃仁12g

【功用】理气降逆，燥湿化痰。

【主治】食管癌偏痰湿者。

【加减】胸胀痰稠者：加磁石9g，荔枝核12g；梗塞甚者：加三棱12g，石见穿30g，射干9g，黄药子12g。

【用法】水煎服，每日1剂，早晚分服。

焦中华化积方加减

【出处】《中国中医药信息杂志》，2011（1）：88-89

【组成】黄芪30g 白术12g（炒） 茯苓20g 清半夏12g 代赭石20g 旋覆花12g 白花蛇舌草30g 蜈蚣2条 鸡内金20g 蒲公英30g 土贝母12g 炒三仙各10g 砂仁10g 石见穿12g 甘草6g

【主治】食管癌。

【用法】水煎服，每日1剂，早晚分服。

【论述】食管癌多有津亏血燥、阴损及阳的病理改变，临证即使见有呕吐痰涎、量多等痰湿偏盛的表现，不宜过用苍术、香附等香燥走窜之品，以免耗气伤阴，宜选用炒白术、猪苓、茯苓等性温平和之剂。而在选用养阴药物时则多用沙参、麦冬、玉竹等清润和降之剂。时时顾胃气、护津液，才是治本之法。溃疡型食管癌常易侵透食管壁而造成穿孔，对此类型患者，活血破血类药慎用或不用，以免加重病情，变证丛生。食管癌放化疗后，常见口咽干燥、胸骨后隐隐作痛、舌红少苔、脉弦细等胃阴亏虚之证，用药时宜以养阴生津、健脾和胃为主。食管癌患者胃气已伤，饮食难下，甚则汤水不入，故煎服中药汤剂时宜煎取浓汁，多次少量饮服；恶心、呕吐者，煎药时可放入 4～5 片生姜，或服药前先服少量生姜汁以和胃止呕。

雷永仲自拟方一

【出处】《中药治愈癌症良方》，山东大学出版社，1990

【组成】牡蛎 30g（煅）　夏枯草 20g　海藻 15g　海带 15g　急性子 6g　蜣螂 6g　川楝子 6g　姜半夏 10g　姜竹茹 6g　旋覆花 6g（包）　代赭石 15g（先煎）　木香 6g　公丁香 6g　沉香曲 6g　川朴 6g　南沙参 6g　北沙参 6g　当归 10g　石斛 10g

【功用】理气行血，养阴清热，化瘀祛痰，软坚消聚。

【主治】中、晚期食管癌。

【加减】胃气上逆：加降香 6g，豆蔻 6g，炙九香虫 6g，豆子 6g，藿香 6g，青皮 6g；泛吐黏痰：加胆南星 10g，山豆根 10g，青礞石 15g（先煎），板蓝根 10g；胸部隐痛：加延胡索 6g，制乳香 6g，制没药 6g，郁金 6g，丹参 10g，桃仁 10g；呕血便血：加白及 6g，蒲黄炭 6g，仙鹤草 10g，藕节炭 10g；体虚乏力：加太子参 15g，黄芪 20g，白术 15g，熟地黄 15g；软坚消聚：加石见穿 10g，徐长卿 10g，黄药子 10g，重楼 10g。

【用法】水煎服，每日 1 剂，早晚分服。

雷永仲自拟方二

【出处】《中药治愈癌症良方》，山东大学出版社，1990

【组成】南沙参 15g　北沙参 15g　天冬 15g　麦冬 15g　川石斛 15g　公丁香 12g　降香 12g　沉香曲 12g　制半夏 12g　急性子 15g　蜣螂 15g　石见穿 30g　徐长卿 30g　豆蔻 9g（后入）

【功用】滋阴润燥，理气化痰，活血化瘀，软坚散结。

【主治】食管癌。

【加减】理气降逆：加旋覆花 10g（包），代赭石 20g（碎），川朴 10g，郁金

12g；活血化瘀：加丹参 30g，桃仁 12g；软坚化痰：加夏枯草 30g，海藻 30g，海带 15g。

【用法】水煎服，每日 1 剂，早晚分服。

黎月恒四物消瘰汤加减

【出处】《湖南中医杂志》，2018（8）：25-27

【组成】当归　白芍　生地黄　赤芍　海藻　昆布　牡蛎　山慈菇　重楼　浙贝母　法半夏　夏枯草

【功用】活血化瘀，软坚散结，清热解毒。

【主治】食管癌术前。

【加减】吞咽困难较严重者，加威灵仙；上腹部胀闷者，可加厚朴、枳壳；呕吐者，加姜、砂仁、白术；津伤便秘者，加玄参、麦冬、火麻仁等；纳差者，加麦芽、鸡内金；胸骨后疼痛者，可加延胡索、炒五灵脂。

【用法】水煎服，每日 1 剂，早晚分服。

李佃贵自拟方

【出处】《中国中医药报》，2018-01-22（005）

【组成】半边莲 15g　茵陈 15g　黄连 15g　黄芩 15g　全蝎 9g　蜈蚣 2 条　白花蛇舌草 15g　壁虎 9g　百合 15g　藿香 15g　佩兰 15g　陈皮 9g　半夏 9g　竹茹 9g　当归 15g　白芍 30g　瓜蒌 15g

【主治】吞咽食物梗咽不顺，饮食难下，或纳而复出。

【用法】7 付。日 1 剂，文火煎煮 2 次，每次 30 分钟，共取汁 300mL，分早晚饭前 30 分钟温服。

【论述】本病是以吞咽食物梗咽不顺，饮食难下，或纳而复出为主要症状。多因饮食不节、七情内伤、久病年老为主要病因。气、痰、瘀交结，阻隔于食管、胃脘而致为主要病机。其病位在食管和胃，与肝、脾、肾有关。食管癌患者属于标实阶段，主要是浊毒内蕴、湿热瘀阻，李佃贵教授主要以祛邪为主，采用化浊解毒、清热利湿法，同时注重维护患者的正气，祛邪的同时予以扶正，从而取得了良好的临床效果。

李修五虎七散

【出处】《新中医》，1991（5）：6-7

【组成】壁虎　三七　梅片

【功用】软坚散结，活血祛瘀。

【主治】噎膈，食管鳞状细胞癌。

【用法】共研末，黄酒调服，每日2次，每次3g。

李振斌益气散结汤合消结散

【出处】《中国肿瘤》，2013（11）：909-913

【组成】黄芪20g　全瓜蒌20g　党参20g　白术10g　炙甘草10g　木香10g　当归10g　丹参10g　冬凌草30g　茯苓30g　半枝莲30g　水蛭300g　壁虎300g　田七300g　天然牛黄15g

【主治】晚期食管癌。

【用法】水煎服，每日1剂，早晚分服。

刘华为柴桂龙牡汤合半夏泻心汤加味

【出处】《时珍国医国药》，2019（5）：1217-1218

【组成】柴胡　黄芩　姜半夏　党参　桂枝　白芍　生龙骨　生牡蛎　炮姜　陈皮　半枝莲　瓦楞子　炙甘草

【功用】疏肝理气，化痰和胃。

【主治】噎膈，肝胃不和，痰气交阻证。症见：食管疼痛，吞咽不利，泛吐酸水，嗳气尤舒，或呕痰涎，大便干结，舌质暗，苔白，脉弦。

【加减】胸背疼痛明显者可酌加郁金、延胡索、蒲黄、乌药、蜈蚣等；咳嗽痰多者可酌加半夏、白芥子、苏子、瓜蒌或配伍黄连温胆汤、千金苇茎汤；食管疼痛、吞咽困难甚者，可酌加僵蚕、威灵仙、山慈菇、全蝎、地龙等；颈部瘰疬（肿瘤转移）可酌加玄参、浙贝母、生牡蛎、海藻、昆布、夏枯草、山慈菇等；反酸甚者，可酌加瓦楞子、海螵蛸。

【用法】水煎服，每日1剂，早晚分服。

刘华为千金苇茎汤合黄连温胆汤加味

【出处】《时珍国医国药》，2019（5）：1217-1218

【组成】芦根 生薏苡仁 冬瓜仁 桃仁 黄连 橘红 姜半夏 茯苓 枳实 竹茹 瓜蒌皮 地龙 威灵仙 炙甘草

【功用】清热化痰，逐瘀解毒。

【主治】噎膈，癌毒及肺，痰瘀蕴肺证。症见：食管疼痛，吞咽不利，纳差，咳嗽，痰多，胸闷，气短，舌紫暗，苔黄腻，脉滑。

【用法】水煎服，每日1剂，早晚分服。

刘华为沙参麦冬汤加味

【出处】《时珍国医国药》，2019（5）：1217-1218

【组成】沙参 麦冬 生地黄 玉竹 石斛 芦根 韭汁 牛乳 生姜汁 山慈菇

【功用】滋养津液，泄热散结。

【主治】噎膈，津亏热结证。症见：吞咽梗塞而痛，饮食难进，或食入复出，口燥咽干，大便干结，形体日渐消瘦，舌质干红，苔少，脉细数。

【用法】水煎服，每日1剂，早晚分服。

刘华为香砂六君子汤加味

【出处】《时珍国医国药》，2019（5）：1217-1218

【组成】党参　炒白术　茯苓　木香　砂仁　陈皮　姜半夏　三棱　莪术　炙甘草

【主治】噎膈，脾胃虚弱证。症见：食管癌晚期形体消瘦，面色萎黄无华，吞咽不利，纳差食少，胃胀，乏力，舌淡暗，脉沉细。

【用法】水煎服，每日 1 剂，早晚分服。

刘嘉湘丹参饮加减

【出处】《名老中医话癌症》，金盾出版社，2013

【组成】八月札 15g　丹参 30g　降香 9g　公丁香 9g　急性子 30g　威灵仙 30g　山豆根 12g　石见穿 30g　蜣螂 9g

【主治】噎膈（气滞血瘀证）。

【用法】水煎服，每日 1 剂，早晚分服。

刘嘉湘沙参麦冬汤加减

【出处】《刘嘉湘谈肿瘤》，上海科技教育出版社，2004

【组成】南沙参 30g　北沙参 15g　麦冬 12g　玄参 30g　生地黄 30g　全瓜蒌 30g　八月札 15g　火麻仁 30g　鲜首乌 30g　半枝莲 30g

【主治】噎膈（阴津亏损证）。

【用法】水煎服，每日 1 剂，早晚分服。

刘嘉湘香砂六君子汤加减

【出处】《刘嘉湘谈肿瘤》，上海科技教育出版社，2004

【组成】党参 12g　生白术 9g　茯苓 12g　法半夏 12g　陈皮 9g　薏苡仁 30g
制南星 15g　鸡内金 12g　谷芽 15g　麦芽 15g

【主治】噎膈（脾虚痰湿证）。

【用法】水煎服，每日 1 剂，早晚分服。

刘嘉湘旋覆代赭汤加减

【出处】《名老中医话癌症》，金盾出版社，2013

【组成】旋覆花 9g　代赭石 24g　八月札 15g　苏梗 9g　公丁香 9g　干蟾皮 9g
白花蛇舌草 30g　茯苓 12g　生半夏 12g　生南星 12g

【主治】噎膈（痰气交阻证）。

【用法】水煎服，每日 1 剂，早晚分服。

刘嘉湘自拟方一

【出处】《浙江中西医结合杂志》，2015（9）：805-807

【组成】旋覆花　代赭石　八月札　苏梗　公丁香　干蟾皮　山慈菇　白花蛇
舌草　生半夏　生南星　冬凌草　天龙（壁虎）

【主治】食管癌（痰气互结证）。症见：吞咽困难，胸闷胸满，嗳气则舒，或呕
痰涎，苔薄腻或白腻，舌体胖，脉滑。

【用法】水煎服，每日 1 剂，早晚分服。

刘嘉湘自拟方二

【出处】《名老中医话癌症》，金盾出版社，2013

【组成】北沙参 30g　生地黄 30g　熟地黄 30g　白花蛇舌草 30g　全瓜蒌 30g　银柴胡 24g　八月札 15g　半枝莲 15g　山茱萸 12g　当归 9g　牡丹皮 6g　蜣螂 6g

【功用】滋阴润燥，化瘀解毒。

【主治】噎膈（阴津亏虚，瘀血内阻证）。

【用法】水煎服，每日 1 剂，早晚分服。

刘嘉湘自拟方三

【出处】《名老中医话癌症》，金盾出版社，2013

【组成】代赭石 30g　生半夏 30g　八月札 30g　枸橘李 30g　藤梨根 30g　野葡萄藤 30g　全瓜蒌 30g　瓦楞子 30g　广地龙 30g　半枝莲 30g　太子参 15g　茯苓 15g　川石斛 15g　制大黄 15g　旋覆花 12g（包）　枳实 12g　天龙（壁虎）6g　生马钱子 3g（打）

【功用】健脾理气，化痰散结。

【主治】噎膈（脾失健运，痰气交阻证）。

【用法】水煎服，每日 1 剂，早晚分服。

刘嘉湘自拟方四

【出处】《浙江中西医结合杂志》，2015（9）：805-807

【组成】八月札　丹参　檀香　公丁香　急性子　威灵仙　冬凌草　山豆根　石打穿　蜣螂　天龙（壁虎）

【主治】食管癌（气滞血瘀证）。症见：吞咽作梗，嗳气频作，胸背疼痛，固定不移，呈针刺样，肌肤甲错，舌质紫或舌有瘀斑，脉弦。

【加减】呕吐黏痰较多者加青礞石、胆南星；脾虚胃纳欠佳者加苍术、白术、厚朴、生米仁；气滞胸痛明显者加郁金、延胡索、失笑散；咳嗽痰多者加款冬花、紫菀、杏仁、白芥子；大便溏薄者加怀山药、白扁豆；大便秘结者加枳实、瓜蒌仁；便血者加仙鹤草、生地榆、生川大黄。

【用法】水煎服，每日1剂，早晚分服。

刘嘉湘自拟方五

【出处】《浙江中西医结合杂志》，2015（9）：805-807

【组成】党参 白术 茯苓 生半夏 陈皮 生米仁 夏枯草 生牡蛎 炙鸡内金

【主治】食管癌（脾虚痰湿证）。症见：神疲乏力，胃纳欠佳，痰涎壅盛，胸膺不舒，苔腻而润，舌体胖而齿印，脉濡。

【加减】同"刘嘉湘自拟方四"加减。

【用法】水煎服，每日1剂，早晚分服。

刘嘉湘自拟方六

【出处】《浙江中西医结合杂志》，2015（9）：805-807

【组成】南沙参 北沙参 生地黄 麦冬 玄参 全瓜蒌 火麻仁 枳实 川楝子 山慈菇 冬凌草 生山楂

【主治】食管癌（津亏热结证）。症见：吞咽梗涩而痛，水饮不下，食物难进，或食入复出，形体日渐消瘦，口燥咽干，大便干燥，干红或裂纹，脉细数。

【加减】同"刘嘉湘自拟方四"加减。

【用法】水煎服，每日1剂，早晚分服。

刘嘉湘自拟方七

【出处】《浙江中西医结合杂志》，2015（9）：805-807

【组成】太子参 9g　生白术 9g　茯苓 15g　八月札 12g　月季花 9g　瓜蒌皮 15g　莪术 9g　冬凌草 60g　藤梨根 30g　石见穿 30g　生米仁 30g　山慈菇 15g　干蟾皮 9g　天龙（壁虎）6g　木馒头 15g　玄参 30g　大枣 15g

【主治】噎膈。证属脾气虚弱，痰气交阻，瘀毒内结。

【用法】水煎服，30 付。采用浓煎药液、少量频服的方法，每 1～2 小时服用 2～3 汤匙。

【论述】在治疗食管癌时，无论是"补虚"还是"泻实"，都必须始终注意调理气机，兼顾气血，才能补而不滞，气畅而痰化瘀散。

刘嘉湘自拟养阴生津方

【出处】《名老中医话癌症》，金盾出版社，2013

【组成】南沙参 30g　北沙参 30g　生地黄 30g　半枝莲 30g　怀山药 30g　麦冬 15g　石斛 15g　谷芽 15g　麦芽 15g　八月札 12g　玉竹 12g　当归 12g　白芍 9g　阿胶 9g（烊化）　生山楂 9g

【功用】养阴生津。

【主治】噎膈（阴津亏虚型）。

【用法】水煎服，每日 1 剂，早晚分服。

【论述】刘嘉湘教授临证治疗食管癌，认为其属于中医学"噎膈"范畴，以进行性吞咽梗阻为主要临床表现。应在辨证论治的总原则下，提倡祛邪与扶正相结合，祛邪以理气化痰、消肿散结为主；扶正以益气健脾、滋阴生津为主。临床上应注意对于溃疡型食管癌患者忌用有腐蚀作用的消肿通滞药，以防穿孔和出血。食管癌患者的饮食以半流质、流质为宜，避免进食生硬、酸辣刺激之物加重病情。

刘启泉自拟方一

【出处】《全国名中医医案集粹·肿瘤》，中山大学出版社，2018

【组成】半枝莲　冬凌草　水红花子　红景天　重楼　石菖蒲　石见穿　白花蛇舌草　佛手　藤梨根　太子参　僵蚕　当归　浙贝母　厚朴　莪术　砂仁　甘草　柴胡　郁金　生牡蛎　薏苡仁　全蝎　酒大黄　露蜂房

【功用】行气化瘀，解毒散结。

【主治】食管癌。

【用法】水煎服，每日1剂，早晚分服。

【论述】此证型常见于年老体衰，食管癌术后，多程化疗后，正气不足，脾胃受困，肝气不舒。年老体衰，多病缠身，无手术机会，或体质不耐受化疗。手术之后，元气亏虚，中气不足，升降不利，纳运失职。化疗既是治病之法，又是致病之因，多程化疗，脾胃受损，生化乏源，气血虚弱。

刘启泉自拟方二

【出处】《全国名中医医案集粹·肿瘤》，中山大学出版社，2018

【组成】柴胡　郁金　红景天　莪术　冬凌草　厚朴　僵蚕　砂仁　石菖蒲　藤梨根　石见穿　白花蛇舌草　半枝莲　佛手　当归　浙贝母　半夏　生牡蛎　薏苡仁　太子参　半边莲　露蜂房　全蝎　水红花子

【功用】行气化瘀，解毒散结。

【主治】食管癌，脾虚湿阻，痰瘀互结。

【用法】水煎服，每日1剂，早晚分服。

【论述】《内经》有"坚者削之，客者除之""结者散之，留者攻之"的治疗原则，治当标本兼顾，补虚泻实。方中红景天性寒，味甘涩，补诸不足，活血止血消肿；配伍太子参益气养阴健脾；半边莲、半枝莲、白花蛇舌草清热解毒抗癌；佛手理气和胃不伤正；薏苡仁化湿和胃，同时它还有消疣祛肿、防癌抗瘤的功用；露蜂房、僵蚕、浙贝母祛风化痰散结；"久病入络"，故用全蝎攻毒散结加强水红花子、藤梨根、当归等活血药物通行经络之效，诸药相合，补气阴而不敛邪，行气血而不伤正，使气行、痰消、瘀散而症状自愈。

刘沈林自拟方

【出处】《常见肿瘤中医临证治要》，科学技术文献出版社，2014

【组成】全瓜蒌 15g　薤白 10g　桂枝 10g　丹参 10g　檀香 6g　砂仁 3g（后下）化橘红 10g　天南星 6g　南沙参 15g　法半夏 10g　枳实 10g　竹茹 10g　川厚朴 10g　火麻仁 15g　半枝莲 15g　石见穿 15g

【功用】化痰行瘀，宽胸散结。

【主治】食管癌晚期，癌毒久侵，又经放疗、化疗。

【用法】水煎服，每日 1 剂，早晚分服。

刘应州自拟方

【出处】《中药治愈癌症良方》，山东大学出版社，1990

【组成】代赭石 30g　旋覆花 15g（包）　制半夏 12g　云苓 15g　全瓜蒌 30g　郁金 15g　丹参 30g　香附 18g　甘松 12g　檀香 12g　砂仁壳 10g　黑栀子 10g　甘草 6g　荷梗适量为引

【功用】开郁理气，散结止痛，清热泻火，燥湿祛痰。

【主治】食管癌、食管炎、贲门痉挛。

【加减】大便秘结、坚硬如羊矢者：瓜蒌增至 45g，加延胡索粉 10g（冲）；阴亏较甚，口燥咽干，舌红无苔者：去半夏，加增液汤（玄参 30g，生地黄 24g，麦冬 24g）；呕吐痰涎者：加海浮石 30g；心烦，口苦、舌苔黄者：加黄连 10g，去半夏；正气虚弱，少气懒言，神疲乏力者：加西党参 12g；热毒甚者，加白花蛇舌草 30～60g，半枝莲 30g；郁开结散，病情好转后，用养阴益气之品善后。

【用法】水煎服，每日 1 剂，早晚分服。

刘永年食管癌自拟方

【出处】《全国名中医医案集粹·肿瘤》，中山大学出版社，2018

【组成】铁树叶　莪术　丹参　菟丝子　太子参　黄芪　黄芩　白术　陈皮
生薏苡仁　白花蛇舌草　炙甘草　生甘草

【功用】益气养阴解毒。

【主治】食管癌，气阴两虚，邪毒蕴结。

【用法】水煎服，每日1剂，早晚分服。

【论述】刘永年教授认为，癌症患者虽然三种"毒、瘀、痰"的临证表现均可
见到，但癌症之疾，痼结难解。病情进展迅速，扩散周身，五脏六腑随之虚耗，究
其始动因素，还是以毒邪深重为主要推动力量。故治疗的根本在于解毒，病久入
络，气血失和，活血化瘀，疏通经络，以散瘀结。

柳建华扶正消癌汤

【出处】《吉林中医药》，2013（4）：428-429

【组成】党参15g　当归12g　生地黄15g　石斛15g　天花粉15g　三七10g
威灵仙15g　僵蚕15g　半夏12g　茯苓20g　柴胡10g　白术10g　甘草15g

【功用】扶正抗癌，益气生津。

【主治】食管癌晚期。

【用法】水煎服，每日1剂，分早晚服。

马喜民自拟方一

【出处】《陕西中医》，2008（1）：101

【组成】旋覆花10g　代赭石15g　丁香5g　柿蒂12g　瓜蒌壳12g　薤白10g

车前子 10g　牛膝 15g　刀豆壳 12g

【功用】行气降逆，和胃宽中，降逆止呕。

【主治】噎膈。

【用法】水煎服，每日 1 剂，分早晚服。

马喜民自拟方二

【出处】中医脾胃病讲座：第八讲　脾胃病之噎膈

【组成】黄芪 10g　党参 10g　肉桂 3g　茯苓 10g　白术 10g　炙甘草 3g　沉香 6g　枳壳 10g

【功用】温补脾肾，益气温阳。

【主治】噎膈。

【加减】嗳气呃逆加旋覆花、代赭石；泛吐清涎甚者加吴茱萸、生姜；便溏加山药、荷叶；五更泄泻加补骨脂、肉豆蔻；少腹胀满加乌药、小茴香；畏寒肢冷甚者加制附片、炮姜。

【用法】水煎服，每日 1 剂，早晚分服。

马喜民自拟方四

【出处】中医脾胃病讲座：第八讲　脾胃病之噎膈

【组成】芦根 20g　石斛 10g　麦冬 10g　沙参 10g　乌梅 3g　山豆根 6g　陈皮 10g　砂仁 3g　白芍 10g　牡丹皮 10g

【功用】滋养津液，泄热散结。

【主治】噎膈。

【用法】水煎服，每日 1 剂，早晚分服。

马喜民自拟方五

【出处】《中医研究》，2009（3）：22

【组成】石菖蒲 15g 胆南星 15g 竹茹 15g 砂仁 10g（后下） 半夏 10g 厚朴 15g 芒硝 10g（溶） 莪术 15g 三七 6g 地龙 6g 冬凌草 30g 丹参 15g 沙参 15g 陈皮 15g 黄芪 30g

【功用】化痰开窍，活血散结。

【主治】食管癌导致的大便不通。

【用法】一天 1 剂，水煎，分 2 次保留灌肠。1 剂后排出许多燥粪，吐涎减少。2 剂后能进少量水，改中药 1/3 小口呷饮，2/3 仍灌肠。5 天后能进半流质饮食。

裴正学自拟方一

【出处】党会芬. 裴氏噎膈方联合化疗治疗中晚期食管癌的临床研究［D］. 兰州：甘肃中医药大学，2017

【组成】丹参 20g 砂仁 10g 三棱 10g 莪术 10g 厚朴 6g 半夏 6g 陈皮 6g 枳实 10g 木香 6g 重楼 10g 夏枯草 15g 黄连 10g 吴茱萸 3g 党参 10g 黄芪 20g 甘草 6g

【主治】食管癌（痰瘀互结证）。

【用法】水煎服，每日 1 剂，早晚分服。

裴正学自拟方二

【出处】《国医论坛》，2003（2）：11

【组成】大黄 10g 黄连 3g 黄芪 10g 枳实 10g 厚朴 10g 芒硝 10g 茯苓 10g 郁金 6g 丹参 10g 牡丹皮 10g 木香 10g 浙贝母 10g 砂仁 6g 杵头糠

20g 荷叶 10g

【主治】食管上段鳞癌,伴吞咽困难者。

【用法】水煎服,每日 1 剂,早晚分服。10 剂后吞咽功能进一步好转,胃脘胀痛消失,舌红苔薄黄微腻,处以六味地黄汤、三黄泻心汤、丹参饮、启膈散之合方:大黄 6g 黄连 3g 黄芪 10g 干姜 6g 半夏 6g 丹参 10g 木香 6g 砂仁 6g 生地黄 12g 山药 10g 牡丹皮 10g 茯苓 10g 泽泻 10g 郁金 6g 浙贝母 10g 荷叶蒂 10g 粳米 20g

【论述】三黄泻心汤为治标对症之方也,六味、启膈、丹参饮合用有扶正治本之意。在放疗的同时,采用中药治疗,其疗效远较单纯放疗更好。

彭燮自拟方

【出处】《中药治愈癌症良方》,山东大学出版社,1990

【组成】生地黄 15g 当归 15g 白芍 12g 云苓 12g 白术 15g 半夏 9g 麦冬 15g 沙参 15g 石斛 12g 甘草 3g

【功用】补益气血,滋阴养液。

【主治】食管癌。

【加减】体虚乏力者:加黄精 15g,怀山药 24g;阴亏者:去半夏,加天冬 15g;热毒盛者:加黄连 10g,竹茹 12g;肝脾不和者:加炒枳实 9g,香附 12g。

【用法】水煎服,每日 1 剂,早晚分服。

钱伯文自拟方一

【出处】《古今名医临证实录丛书:肿瘤》,中国医药科技出版社,2013

【组成】南沙参 24g 北沙参 24g 生地黄 24g 生薏苡仁 24g 土茯苓 24g 女贞子 24g 瓜蒌皮 24g 石斛 24g 天花粉 24g 乌梅肉 9g 天龙(蜈蚣)3 条 牡丹皮 12g 石见穿 12g 八月札 12g 枸橘 12g 三棱 12g 莪术 12g 檵豆衣 12g 五味子 6g

【功用】滋阴养胃，活血消肿。

【主治】食管癌（鳞癌），肾水不足，阴液亏耗。

【加减】如见口干津少，舌质红绛者，加知母、玉竹、玄参等；咳嗽痰多黏腻，加石韦、陈皮、象贝母等；胸背灼热隐痛，则加苏梗、丹参、白花蛇舌草、蒲公英、合欢皮等；胃纳不佳，大便干结，加桃仁泥、瓜蒌仁、焦山楂、六神曲等。

【用法】水煎服，每日 1 剂，早晚分服。

钱伯文自拟理气化痰消肿方

【出处】《名老中医话癌症》，金盾出版社，2013

【组成】生薏苡仁 30g　茯苓 20g　生地黄 15g　熟地黄 15g　全瓜蒌 15g　枸橘李 15g　青皮 10g　橘叶 10g　杏仁 10g　花槟榔 10g　制香附 8g　广木香 6g　苦桔梗 6g　象贝粉 6g（吞）

【功用】理气化痰，消肿软坚。

【主治】食管癌、贲门癌。

【用法】水煎服，每日 1 剂，早晚分服。

【论述】钱伯文教授诊治食管癌，认为食管癌属于中医学"噎膈""噎塞"等范畴。症见进行性吞咽困难，伴梗阻及疼痛，以理气化痰、消肿软坚为治法；食管癌术后，胃脘灼热疼痛，神疲乏力，纳差，形瘦，以益气健脾、养阴抗癌法治之，取得较好疗效。

邱佳信经验方加减

【出处】《名老中医话癌症》，金盾出版社，2013

【组成】生牡蛎 30g（先煎）　藤梨根 15g　野葡萄藤 15g　茯苓 15g　红藤 15g　延胡索 15g　生黄芪 15g　威灵仙 15g　象贝母 12g　旋覆花 9g（包煎）　代赭石 9g（先煎）　急性子 9g　王不留行 9g　降香 9g（后下）　地龙 9g　夏枯草 9g　黄芩 9g　百部 9g　当归 9g　绿萼梅 9g　藿香 6g　锦灯笼 6g　竹茹 4.5g　天龙（壁虎）3g

甘草 3g

【功用】健脾理气，降逆止呕，化痰散结。

【主治】噎膈，脾气亏虚，痰结气逆。

【用法】水煎服，每日 1 剂，早晚分服。

邱佳信守宫酒

【出处】《常见肿瘤中医临证康复》，科学技术文献出版社，2015

【组成】壁虎　薏苡仁　薛荔果　黄药子

【功用】化痰软坚，破瘀散结。

【主治】适用于各型食管癌及有癌性梗阻者。

【用法】按 1 : 3 : 3 : 8 配制，用清水漂洗以除泥沙，滤干，然后加入曲酒，以浸至药面为度，密封于搪瓷桶内，浸泡 2 周后启用，每日 3 次，每次 15 ～ 20mL，空腹饮用，或进餐时吞服。嗜酒者亦可适当增加药量，但每日不得超过 150mL。

沈舒文自拟方

【出处】《陕西中医》，2015（3）：345–346

【组成】生晒参 10g　紫菀 10g　地骨皮 10g　威灵仙 10g　石斛 12g　麦冬 15g　枳壳 15g　山慈菇 15g　浙贝母 15g　桑白皮 15g　硇砂 3g（研末冲服）　黄芪 30g　石见穿 30g　炙甘草 5g

【功用】益气养阴，化痰解毒，化瘀散结。

【主治】中晚期食管癌。

【加减】胃脘痞满不适：加半夏 10g，槟榔 10g，麦冬 15g，白术 15g，炒莱菔子 15g，焦三仙各 15g，黄连 6g，枳实 5g，炙甘草 5g。

【用法】水煎服，每日 1 剂，早晚分服。

石怀芝六君子和四逆散加减

【出处】《国家名医杜建治疗肿瘤经验集萃》，中国中医药出版社，2018

【组成】茯苓 15g　白术 10g　生晒参 15g（另炖）　陈皮 6g　法半夏 10g　黄芪 30g　女贞子 15g　怀山药 15g　灵芝 30g　何首乌 15g　鸡内金 15g　山楂 15g　柴胡 10g　白芍 10g　枳壳 10g　甘草 3g

【功用】益气养阴，理气化痰。

【主治】噎膈，证属气阴两虚，气滞痰阻。症状：神疲乏力，恶心欲呕，四肢无力，纳呆，畏寒肢冷，寐差，大便质稀，日一行，小便调；舌暗红，苔少，脉沉细。

【用法】水煎服，每日 1 剂，早晚分服。

石怀芝六君子汤加减

【出处】《国家名医杜建治疗肿瘤经验集萃》，中国中医药出版社，2018

【组成】生晒参 15g（另炖）　白术 10g　茯苓 15g　陈皮 6g　姜半夏 6g　木香 6g（后入）　枳实 10g　三棱 10g　莪术 10g　甘草 3g

【功用】补气理气，化痰逐瘀。

【主治】噎膈（反胃），证属气虚气滞，痰凝血瘀。症状：咽中有痰梗阻，食物反流，偶咳，咳黑色痰或白中带黑，质黏，口苦喜饮，双下肢乏力酸楚，无吞咽困难，无烧心感，纳可寐安，二便自调；舌淡红，苔薄白，脉弦数。

【用法】水煎服，每日 1 剂，早晚分服。

石怀芝左金丸和半夏泻心汤加减

【出处】《国家名医杜建治疗肿瘤经验集萃》，中国中医药出版社，2018

【组成】鹅管石 30g　吴茱萸 3g　黄连 6g　黄芩 10g　姜半夏 6g　党参 15g　陈皮 6g　海螵蛸 18g　木香 6g（后下）　金蝉花 10g　白术 15g　茯苓 15g　甘草 3g

【功用】辛开苦降，扶正固本，健脾理气，化痰祛瘀。

【主治】噎膈。症状：胃脘痞闷，反酸时发，时有呃逆，大便偏溏，口不干苦，纳可寐安，小便自调，舌质暗红，舌苔薄黄，脉弦。

【用法】水煎服，每日 1 剂，早晚分服。

石怀芝自拟方一

【出处】《国家名医杜建治疗肿瘤经验集萃》，中国中医药出版社，2018

【组成】黄芪 30g　女贞子 15g　怀山药 15g　灵芝 30g　夏枯草 15g　白花蛇舌草 30g　浙贝母 10g　百合 10g　陈皮 10g　法半夏 10g　竹茹 10g　枳壳 10g　茯苓 15g　鱼腥草 15g　瓜蒌 15g　薤白 10g　甘草 3g

【功用】益气养阴，化痰散结。

【主治】噎膈，证属气阴两虚，气滞痰阻。

【用法】水煎服，每日 1 剂，早晚分服。

【论述】本方是在黄芪、女贞子、怀山药、灵芝等药物益气养阴基础上，以二陈汤祛除顽痰；瓜蒌、薤白、枳壳宽胸下气；夏枯草、白花蛇舌草、鱼腥草清热解毒。

石怀芝自拟方二

【出处】《国家名医杜建治疗肿瘤经验集萃》，中国中医药出版社，2018

【组成】黄芪 30g　女贞子 15g　怀山药 15g　灵芝 30g　鹅管石 30g　枳实 15g　法半夏 10g　厚朴 10g　鸡内金 10g　神曲 15g　白术 15g　生晒参 15g（另炖）　茯苓 15g　石斛 10g　浙贝母 10g　防风 6g　甘草 3g

【功用】益气养阴，理气化痰。

【主治】噎膈，证属气阴两虚，气滞痰阻。症状：疲乏无力，恶风畏寒，咳嗽，痰少、色白、质黏，咳甚胸痛，纳可，口不干苦，寐欠安，大便白陶土样，日1～2次，小便自调，舌淡红，苔中剥，脉弦细。

【用法】水煎服，每日1剂，早晚分服。

【论述】在食管癌的治疗中常用中药鹅管石，盖因其味甘、咸，性温，无毒，治疗虚劳咳喘者效佳；食管癌患者出现出血、咳嗽、痰多等症状时，用此方疗效较佳。

石怀芝自拟方三

【出处】《国家名医杜建治疗肿瘤经验集萃》，中国中医药出版社，2018

【组成】黄芪30g　女贞子15g　怀山药15g　灵芝30g　夏枯草15g　瓜蒌18g　石斛15g　白术15g　生晒参15g（另炖）　茯苓15g　重楼15g　三棱10g　莪术10g　枳实15g　芡实10g

【功用】益气养阴，理气化痰。

【主治】噎膈，证属气阴两虚，气滞血瘀。

【用法】水煎服，每日1剂，早晚分服。

【论述】食管癌以气阴两虚为主，兼夹气滞、痰凝、血瘀标实等病理因素，治疗当以补虚为主，祛邪为辅。但祛邪实的药物如重楼、三棱、莪术之品，性偏寒凉，又易动血及伤津耗气，阻遏气机，在临床运用中需掌握其平衡，达到祛邪而不伤正之目的。

石怀芝自拟方四

【出处】《北京中医》，2006（2）：96-97

【组成】桃仁10g　红花10g　当归尾15g　赤芍15g　苏木10g　郁金15g　丹参15g　紫草15g　金银花15g　夏枯草15g　土贝母30g　延胡索15g　急性子10g　半枝莲30g　干蟾皮5g

【功用】活血化瘀，清热解毒散结。

【用法】水煎服，每日 1 剂，早晚分服。

史兰陵败酱瓜蒌汤

【出处】《古今名医临证实录丛书：肿瘤》，中国医药科技出版社，2013

【组成】败酱草 30g　瓜蒌 30g　生薏仁 30g　青黛 9g　硼砂 9g　山豆根 12g
白术 12g　忍冬藤 30g

【主治】食管癌（脾胃湿热证）。

【用法】水煎服，每日 1 剂，早晚分服。

史兰陵蜈虫汤

【出处】《古今名医临证实录丛书：肿瘤》，中国医药科技出版社，2013

【组成】蜈蚣 6 条　全蝎 10g　鸡内金 12g　水蛭 3g　竹茹 12g　当归 10g

【主治】食管癌。

【用法】水煎服，每日 1 剂，早晚分服。或为细末冲服，每次 3g，每日 3 次。

史兰陵含化 2 号

【出处】《古今名医临证实录丛书：肿瘤》，中国医药科技出版社，2013

【组成】硇砂 30g　金银花 15g　柿霜 15g　五倍子 15g

【主治】食管癌溃疡，有促进食管癌溃疡愈合之效。

【用法】共为细末炼蜜为丸。每次 3g，每日 3 次，含化。

史兰陵活血化瘀润肠汤

【出处】《古今名医临证实录丛书：肿瘤》，中国医药科技出版社，2013

【组成】桃仁 9g　代赭石 25g　红花 10g　法半夏 10g　天冬 10g　天花粉 10g　麻仁 10g　牡丹皮 10g　当归 20g　生山药 20g　杏仁 6g　石见穿 15g

【主治】食管癌，肾阴虚亏，血瘀便秘。

【用法】水煎服，每日 1 剂，早晚分服。

史兰陵加味硇砂散

【出处】《古今名医临证实录丛书：肿瘤》，中国医药科技出版社，2013

【组成】硼砂 10g　硇砂 6g　朱砂 6g　砂仁 18g　大黄 7g　人参 10g　青黛 15g　蛤粉 30g　紫菀 6g　蜈蚣 10g　全蝎 10g　僵蚕 10g　柿霜 10g　芒硝 15g　白糖 60g

【主治】食管癌，胸闷气结便秘。

【用法】共研细末。每次 2g，每日 3 次。

史兰陵僵虫散

【出处】《古今名医临证实录丛书：肿瘤》，中国医药科技出版社，2013

【组成】僵蚕 9g　全蝎 6g　蜈蚣 3 条　乌蛇 9g　蜂房 9g

【主治】食管癌，侵及神经剧痛者。

【用法】共为细末，每次 3g，每日 3 次。

史兰陵经验方一

【出处】《古今名医临证实录丛书：肿瘤》，中国医药科技出版社，2013

【组成】生半夏 3g　旋覆花 6g　水蛭 6g　鸡内金 9g　玄参 9g　麦芽 12g　苏子 12g　山豆根 12g　当归 12g　海浮石 10g　生赭石 10g　生牡蛎 30g

【主治】食管癌，脾虚湿盛，痰涎壅盛。

【用法】水煎服，每日 1 剂，早晚分服。

史兰陵经验方二

【出处】《古今名医临证实录丛书：肿瘤》，中国医药科技出版社，2013

【组成】朱砂 6g　牛黄 6g　木香 6g　蜣螂 6g　川贝母 6g　沉香 6g　玄明粉 6g　青黛 6g

【主治】硬性食管癌。

【用法】共为细末，分作 30 份。用万年青根煎水，白酒半杯冲服。

史兰陵经验方四

【出处】《古今名医临证实录丛书：肿瘤》，中国医药科技出版社，2013

【组成】人工牛黄 6g　板蓝根 30g　威灵仙 30g　菊花 30g　鱼腥草 30g　猫眼草 50g　硇砂 10g　紫金锭 10g　生南星 15g　青黛 15g　重楼 30g

【主治】食管癌。因方中抗癌药集中，需配合养胃解毒药使用。

【用法】共为细末，炼蜜为丸。每次 3g，每日 3 次。

史兰陵开道散

【出处】《古今名医临证实录丛书：肿瘤》，中国医药科技出版社，2013

【组成】硇砂 6g　冰片 9g　火硝 30g　沉香 15g　礞石 9g

【主治】食管癌。

【用法】共为细末，含化，每次 1g，每日 4～6 次。

史兰陵开关散

【出处】《古今名医临证实录丛书：肿瘤》，中国医药科技出版社，2013

【组成】全蝎 30g　麝香 0.6g　乌梅 30g　蜈蚣 30g　冰片 6g

【功用】开关止痛。

【主治】食管癌。

【用法】共为细末，炼蜜为丸，含化。每次 3g，每日 3 次。

史兰陵硇砂散

【出处】《古今名医临证实录丛书：肿瘤》，中国医药科技出版社，2013

【组成】硼砂 6g　青黛 15g　柿霜 9g　硇砂 4.5g　蛤粉 9g　白糖 9g　朱砂 6g

【主治】食管癌，痰涎壅盛。

【用法】共为细末，含化，每次 2g，每日 3 次。

史兰陵平肝泻火汤

【出处】《古今名医临证实录丛书：肿瘤》，中国医药科技出版社，2013

【组成】龙胆草 3g　蒲公英 9g　山豆根 9g　玄参 15g　海藻 15g　生地黄 12g　连翘 12g　黄芩 9g　栀子 9g　知母 9g　青皮 9g　金银花 20g　黄柏 6g　广木香 6g　玄明粉 6g

【主治】食管癌，阴衰津枯，宜急救存阴。

【用法】水煎服，每日 1 剂，早晚分服。

史兰陵软坚化瘀消炎汤

【出处】《古今名医临证实录丛书：肿瘤》，中国医药科技出版社，2013

【组成】山豆根 15g　板蓝根 20g　红花 10g　当归 10g　代赭石 18g　旋覆花 10g　丹参 15g　延胡索 10g　瓦楞子 15g　急性子 10g　沉香 2g　白花蛇舌草 15g

【主治】火热型食管癌，燥渴、咽痛。

【用法】水煎服，每日 1 剂，早晚分服。

史兰陵食管癌 1 号方

【出处】《古今名医临证实录丛书：肿瘤》，中国医药科技出版社，2013

【组成】青黛 6g　丹参 9g　当归 9g　枳壳 9g　代赭石 12g　厚朴 9g　陈皮 6g　生半夏 9g　豆蔻 3g　木香 6g　谷芽 9g　金银花 20g　砂仁 6g　甘草 3g

【主治】食管癌，胸闷气逆。

【加减】胸痛，加蒲公英 15g，山豆根 15g，瓜蒌 10g，薤白 12g；便秘，加玄明粉 9g 或肉苁蓉 15g，生牡蛎 20g。

【用法】水煎服，每日 1 剂，早晚分服。

史兰陵食管癌 2 号方

【出处】《古今名医临证实录丛书：肿瘤》，中国医药科技出版社，2013

【组成】旋覆花 9g　清半夏 9g　水蛭 9g　蜈蚣 2 条　海浮石 12g　生牡蛎 12g　党参 12g　鸡内金 9g　谷芽 9g　麦芽 9g　苏子 10g　竹茹 10g　山豆根 10g　当归 12g　金银花 20g　半枝莲 10g

【主治】火盛型食管癌。

【用法】水煎服，每日 1 剂，早晚分服。

史兰陵食管癌 3 号方

【出处】《古今名医临证实录丛书：肿瘤》，中国医药科技出版社，2013

【组成】龙眼肉 30g　金银花 30g　天冬 12g　当归 15g　沙参 15g　玄参 15g　石斛 12g　杭芍 10g　茯苓 10g　白术 10g

【主治】阴虚型食管癌。

【用法】水煎服，每日 1 剂，早晚分服。

史兰陵食管癌 4 号方

【出处】《古今名医临证实录丛书：肿瘤》，中国医药科技出版社，2013

【组成】汉三七 30g　桃仁 9g　硼砂 18g　甘草 12g

【主治】血瘀型食管癌。

【用法】共为细末，炼蜜为丸，每次 6g，每日 3 次。

史兰陵食管癌 5 号方

【出处】《古今名医临证实录丛书：肿瘤》，中国医药科技出版社，2013

【组成】青黛 6g（水飞净，晒干研细用）　沙参 15g　丹参 15g　云苓 15g　生赭石 15g　金银花 30g　石斛 12g　枇杷叶 12g　生半夏 9g　草豆蔻 6g　谷芽 12g　枳壳 6g　莱菔子 12g　厚朴 12g　生白术 9g　甘草 3g

【主治】气郁痰浊型食管癌。

【用法】水煎服，每日1剂，早晚分服。

史兰陵桃仁赭石汤

【出处】《古今名医临证实录丛书：肿瘤》，中国医药科技出版社，2013

【组成】桃仁10g　红花10g　天冬10g　代赭石30g　山药18g　天花粉15g
土鳖虫15g　党参15g　汉三七粉4g（冲）

【主治】食管癌后期。

【用法】水煎服，每日1剂，早晚分服。

史兰陵噎症丸

【出处】《古今名医临证实录丛书：肿瘤》，中国医药科技出版社，2013

【组成】熟地黄120g　山药30g　山萸肉30g　牡丹皮17g　泽泻30g　知母
20g　盐柏20g　麦冬12g　五味子12g　茯苓120g

【主治】食管癌治疗后，以保长期稳定。

【用法】共为细末，炼蜜为丸。每次9g，每日2次。

史兰陵赭石土元汤

【出处】《古今名医临证实录丛书：肿瘤》，中国医药科技出版社，2013

【组成】生赭石30g　明党参21g　天花粉18g　怀山药18g　天冬15g　炒桃仁
12g　红花12g　土鳖虫5g　蜣螂2个

【主治】血瘀型食管癌。

【用法】将两次煎液混合，分3次服。

史兰陵止噎散

【出处】《古今名医临证实录丛书：肿瘤》，中国医药科技出版社，2013

【组成】汉防己 15g　僵蚕 15g　川朴 15g　独活 24g　熟附子 1.5g　干姜 18g 当归 18g　枳实 15g

【主治】脾胃虚寒型食管癌。

【用法】共研细末，每次 3g，每日 3 次。

史兰陵枳朴六君子汤

【出处】《古今名医临证实录丛书：肿瘤》，中国医药科技出版社，2013

【组成】枳实 12g　厚朴 12g　白术 12g　党参 30g　生薏仁 30g　陈皮 10g　茯苓 10g　全蝎 10g　当归 10g　砂仁 3g　甘草 3g　半夏 12g

【主治】食管癌，脾胃虚寒，痰浊壅盛。

【用法】水煎服，每日 1 剂，早晚分服。

宋洪恩半夏汤

【出处】《实用中医肿瘤学》，中医古籍出版社，2006

【组成】生半夏 30g　生胆南星 30g（均先煎 2 小时）黄芪 20g　茯苓 15g　党参 15g　生苡仁 15g　山豆根 12g　竹茹 10g　陈皮 10g　白术 10g　山药 10g　莪术 10g　白扁豆 10g　大枣 6g

【功用】益气健脾，化痰软坚，活血祛瘀。

【用法】水煎服，每日 1 剂，早晚分服。30 天为 1 疗程。

宋洪恩华虎内攻汤

【出处】《实用中医肿瘤学》，中医古籍出版社，2006

【组成】人参　黄芪　当归　熟地黄　白术　陈皮　华蟾　壁虎　蜈蚣　泽漆　三七　延胡索　大枣

【功用】补中益气，滋阴健肾，消肿利湿，活血化瘀，止血镇痛，攻坚破积，清热解毒。

【用法】水煎服，每日1剂，早晚分服。

宋洪恩开关散

【出处】《实用中医肿瘤学》，中医古籍出版社，2006

【组成】炒僵蚕　枯矾各等分

【主治】食管癌。

【用法】研为细末，每服3g，生姜蜜水调下。

宋洪恩开郁顺气丸

【出处】《实用中医肿瘤学》，中医古籍出版社，2006

【组成】香附　柴胡　青皮　陈皮　木香　槟榔　乌药　沉香　川芎　当归　白芍　半夏　茯苓

【功用】理气化痰，散结止痛。

【主治】气滞痰凝型食管癌。

【用法】本药为蜜丸，每丸重9g，每次1丸，每日3次。

宋洪恩灵仙代赭汤

【出处】《实用中医肿瘤学》，中医古籍出版社，2006

【组成】生黄芪 30g　生苡仁 30g　代赭石 30g（先煎）　白花蛇舌草 30g　太子参 15g　枸杞子 15g　猪苓 15g　茯苓 15g　威灵仙 15g　莪术 15g　法半夏 15g　枳实 10g　生甘草 5g

【功用】扶正固本，抗癌祛邪，调理脾胃。

【主治】食管癌。

【用法】水煎服，每日 1 剂，早晚分服。

宋洪恩灵仙二草汤

【出处】《实用中医肿瘤学》，中医古籍出版社，2006

【组成】威灵仙 50g　半枝莲 50g　白花蛇舌草 50g　水蛭 15g

【功用】清热解毒，活血化瘀，软坚散结，抗癌止痛。

【主治】食管癌。

【用法】水煎服，每日 1 剂，早晚分服。30 天为 1 疗程，共治疗 3～4 个疗程。

宋洪恩旋覆通膈汤

【出处】《实用中医肿瘤学》，中医古籍出版社，2006

【组成】生黄芪 30g　北沙参 30g　威灵仙 30g　仙鹤草 30g　代赭石 15g　急性子 15g　女贞子 15g　红枣 15g　仙半夏 12g　炒党参 12g　当归 12g　天冬 12g　麦冬 12g　旋覆花 10g　沉香 6g　炙甘草 6g　公丁香 3g

【功用】益气养阴，降逆化痰，祛瘀散结。

【主治】食管癌。

【用法】水煎服，每日 1 剂，早晚分服。60 日为 1 疗程。

宋洪恩自拟方一

【出处】《实用中医肿瘤学》，中医古籍出版社，2006

【组成】板蓝根 30g　猫眼草 30g　人工牛黄 6g　硇砂 3g　威灵仙 60g　制南星 10g

【主治】食管癌。

【用法】上药浸泡后制成浸膏干粉，每次 1.5g，每日 4 次。

宋洪恩自拟方二

【出处】《实用中医肿瘤学》，中医古籍出版社，2006

【组成】鸦胆子仁 30g　桃仁 20g　水蛭 12g　生赭石 30g

【功用】活血通络，解毒开关。

【主治】食管癌。

【用法】上为细末，兑入蜂蜜服，每日 3 次。

宋洪恩自拟方三

【出处】《实用中医肿瘤学》，中医古籍出版社，2006

【组成】山豆根 30g　肿节风 30g　龙葵 20g　山慈菇 12g　乌梅 10g

【主治】食管癌。

【用法】上为细末，兑入蜂蜜服，每日 3 次。

宋洪恩自拟方四

【出处】《实用中医肿瘤学》，中医古籍出版社，2006

【组成】荸荠 20g　金银花 25g　连翘 15g　紫花地丁 15g　甘草 5g

【主治】食管癌。

【用法】水煎服，每日 1 剂，早晚分服。

宋洪恩自拟方五

【出处】《实用中医肿瘤学》，中医古籍出版社，2006

【组成】熟地黄 50g　肉桂粉 5g　麻黄 2.5g　鹿角胶 15g　白芥子 10g　姜炭 2.5g　生甘草 5g

【主治】食管癌。

【用法】水煎服，每日 1 剂，早晚分服。

宋洪恩自拟方六

【出处】《实用中医肿瘤学》，中医古籍出版社，2006

【组成】南沙参 15g　玉竹 15g　天冬 15g　旋覆花 3g（包）　山药 24g　白茅根 60g　白花蛇舌草 120g

【主治】食管癌。

【用法】加水 2.5kg，慢火熬至 500mL 左右，去渣后加蜂蜜于药汁中熬和，每日 1 剂，分 4 次服。

【宜忌】忌发物、烟酒和房事。

孙秉严噎膈志断汤

【出处】《西部中医药》，2011，24（8）：37-38

【组成】远志9g　川续断9g　扁豆花9g　白芍9g　枇杷叶9g　钩藤9g　鸡内金9g　沙苑子9g　海浮石9g　柿蒂9g　砂仁9g　桃仁9g　代赭石9g　九香虫2对　党参15g　天冬30g

【功用】益气养阴，顺气降逆，软坚化痰。

【主治】食管癌。吞咽梗塞而痛，饮食难进，或食入复出，口燥咽干，大便干结，形体日渐消瘦，舌质干红，苔少，脉细数。

【加减】胸中闷热加红花、苏木散瘀通络；胸胁闷胀加柴胡、香附、青皮理气宽胸，胸胁疼痛加乳香、没药、延胡索通络止痛；呕吐黏沫加姜半夏、制南星、陈皮化痰降逆；食欲不振加焦神曲、焦山楂、焦麦芽、生姜、大枣健脾和胃；气短乏力加黄芪、党参、五味子益气扶正；失眠加炒酸枣仁、夜交藤、珍珠母镇静安神；咽喉干燥加玉蝴蝶、射干、知母养阴利咽；大便秘结加肉苁蓉、当归、杏仁润肠通便。

【用法】水煎服，每日1剂，早晚分服。

【论述】本方是在段志纯经验方"噎膈汤"基础上加味而成。远志、川续断补益肝肾，钩藤、九香虫通络止痛，鸡内金、沙苑子、砂仁调节脾胃功能，海浮石、代赭石、柿蒂、枇杷叶软坚散结，降逆化痰，桃仁、党参、天冬、白芍、扁豆花滋阴活血，养阴生津。该方既有抗肿瘤作用，又能提高机体免疫力、减轻化疗药物的不良反应，且无明显不良反应，与临床用于食管癌治疗时所表现出的调整机体。整体功能、提高患者免疫力、减轻症状、延长寿命的疗效相符，充分体现了中药复方多途径抑瘤的特点。

孙桂芝二术郁灵丹

【出处】《辽宁中医药大学学报》，2012（11）：44-46

【组成】白术 莪术 郁金 威灵仙 石见穿 丹参等药物

【主治】食管癌。

【用法】水煎服，每日 1 剂，早晚分服。

【论述】威灵仙、石见穿这两味"对药"可谓为治疗"机械性吞咽困难"而设，因为威灵仙可以扩张食管平滑肌、舒展食管内腔，且二者均有抗癌消肿作用，故二者合用，可减轻梗阻和压迫症状；而白术、莪术、郁金等则主要用于治疗"动力性吞咽困难"，因其合用可以补气活血、宣郁通脉，促进气血运行，从而有利于推动食物下行。从组方原理来看，此方主要为解决病变局部存在的主要矛盾而设，故属"辨病"处方，可在辨证基础上随证施用，往往能较快缓解"噎膈"症状。

孙桂芝去瘀生新自拟方

【出处】《辽宁中医杂志》，2010（1）：17-18

【组成】白芷 露蜂房 血余炭 生蒲黄

【主治】食管癌。

【用法】水煎服，每日 1 剂，早晚分服。

【论述】白芷、露蜂房均具有拔毒溃脓之功，《本草纲目》就曾说过白芷能治"刀箭金疮"，而露蜂房为"阳明药也，外科……用之者，亦皆取其以毒攻毒"，《日华子本草》也说露蜂房可"治……痢疾、乳痈"，可见二者比较而言露蜂房主要偏于解毒、白芷主要偏于拔毒，二者同用，可奏拔毒祛腐之功，现代医学也证明二者均有抗肿瘤作用。血余炭和生蒲黄均属化瘀止血药，化瘀即是"除腐血"，而止血则能使血液中的精华不致流失，具有"藏精""长肉"之作用。孙师巧妙地将四药有机地融合在一起，兼顾祛腐、祛瘀、止血、生肌长肉，故能有效抑制肿瘤，改善症状，延长生命。

孙桂芝调胃气方

【出处】《辽宁中医药大学学报》，2012（11）：44-46

【组成】鸡内金　生麦芽　代赭石

【主治】食管癌。

【用法】水煎服，每日1剂，早晚分服。

【论述】由于"噎膈"，患者往往还容易出现"饮食难下"以及"反食、反酸"等症状，孙师认为，此二者均根于胃气不和、失于通降所致，因此可进一步加重病情。饮食不下，则食物不能正常摄入胃中以腐熟、消化，化生为水谷精微来营养机体，孙师认为"有胃气则生，无胃气则死"，故必须在缓解梗阻症状的基础上辅以调和胃气，使其能正常和降，则可望逐渐改善患者饮食状况，使水谷食物能正常和降入胃，进而化生水谷精微，滋养机体，故孙师常在"二术郁灵丹"基础上合用"调胃气方"。

孙易麟自拟方

【出处】《中药治愈癌症良方》，山东大学出版社，1990

【组成】枇杷叶50g　橘红20g　杏仁20g　葛根30g　浙贝母10g　鸡内金10g　海浮石20g　昆布15g　五灵脂10g　蜈蚣2条

【加减】阴虚烦热者：加紫草30g；痰稠涎多胸闷者：加橘络15g，南星15g。

【功用】清热解毒，行气开郁，化痰软坚。

【主治】食管癌。

【用法】水煎服，每日1剂，早晚分服。另配：壁虎50条、黄酒1kg，装于瓶内密封，浸泡7天后，煎沸取酒，每次服温酒20mL，日服3次。

王键食管癌方一

【出处】《名老中医话癌症》，金盾出版社，2013

【组成】生薏苡仁80g　重楼15g　龙葵15g　白花蛇舌草15g　北沙参15g　连翘12g　生地黄12g　熟地黄12g　山慈菇9g　川贝母9g　急性子9g　天冬9g　麦冬9g　黄药子9g

【功用】解毒抗癌，益气扶正。

【主治】痰热血瘀型食管癌。

【用法】水煎服，每日 1 剂，早晚分服。

王键食管癌方二

【出处】《名老中医话癌症》，金盾出版社，2013

【组成】重楼 30g　生薏苡仁 30g　铁树叶 30g　冬瓜子 18g　赤芍 15g　金银花 15g　龙葵 15g　天葵子 15g　石燕 15g　石见穿 15g　桃仁 12g　郁金 12g　桔梗 12g　红花 12g　石菖蒲 9g　土贝母 9g　枳实 9g　王不留行 9g　急性子 9g　山慈菇 9g　紫苏子 6g

【功用】清热解毒，活络化瘀，启膈通幽，扶正祛邪。

【主治】食管癌，湿热蕴结，瘀邪阻滞，结毒盘踞，碍涩幽膈，邪盛正衰。

【用法】水煎服，每日 1 剂，早晚分服。另用小金丹，每服 1 粒，每日 2 次。

王键通膈利噎散

【出处】《名老中医话癌症》，金盾出版社，2013

【组成】僵蚕 30g　露蜂房 30g　炙全蝎 20g　蜈蚣 20g　水蛭 10g

【功用】消坚破结，解毒化瘀。

【主治】痰瘀交阻型食管癌。

【用法】共研细末，每次 4g，每日 3 次。

【论述】经临床应用证实，本方治疗中晚期食管癌，部分能控制进展，部分可以临床缓解，延长生命。

王键益肾通消口服液

【出处】赵克欣.益肾通消口服液治疗食管癌的临床研究［D］.济南：山东中医药大学，2002

【组成】生地黄　枸杞　知母　牡丹皮　赤芍　党参　红花　枳实　炒莱菔子　蜈蚣　蜂房　苦参　白花蛇舌草

【功用】益肾养阴，活血化瘀，化痰散结，清热解毒。

【主治】食管癌。

【用法】共研细末，用水冲服，30mL 一次，每日 4 次，1 个月为 1 疗程。

王键自拟方一

【出处】《辽宁中医杂志》，2010，37（3）：530-531

【组成】全瓜蒌10g　半夏10g　郁金10g　枳壳10g　陈皮10g　茯苓10g　连翘10g　射干6g　白芷10g　浙贝母10g　胆南星10g　竹茹10g　丹参20g　砂仁10g　檀香6g　败酱草15g　豆蔻10g　六神曲15g　厚朴10g　桔梗10g　甘草6g

【功用】豁痰行气，清化湿浊，利咽导滞。

【主治】噎膈气滞痰阻证。

【用法】水煎服，每日 1 剂，早晚分服。

王俊显自拟方

【出处】孙丽娥.王俊显老师学术经验总结及癌症治疗方药规律的临床研究［D］.北京：北京中医药大学，2013

【组成】旋覆花10g　太子参20g　生黄芪15g　全当归20g　赤芍15g　白芍15g　枳壳12g　薏苡仁20g　川贝母10g　法半夏15g　陈皮15g　木香12g　焦三

仙各 20g

【功用】益气活血化瘀。

【主治】噎膈气虚血瘀证。

【加减】气逆呃逆者加丁香；气滞胸痛者加瓜蒌、郁金、延胡索、枳壳；呕吐者加竹茹；津伤者加天花粉、玉竹；瘀血明显者，加丹参；气血亏虚者加当归、生黄芪、阿胶；气滞者加木香。

【用法】水煎服，每日 1 剂，早晚分服。配牛黄醒消丸同服。

【论述】一般只有呕吐较重时才加用代赭石。食管癌常泛吐痰涎，故常配以茯苓、陈皮化痰和胃。其主方组成：旋覆花、法半夏、太子参、茯苓、陈皮、焦三仙。

王晞星自拟方一

【出处】郝学羽. 王晞星教授治疗食管癌的证治规律研究［D］. 太原：山西省中医药研究院，2016

【组成】生地黄 沙参 当归 麦冬 川楝子 柴胡 白芍 枳实 山慈菇 冬凌草 浙贝母 莪术 天龙（壁虎） 砂仁 郁金 威灵仙 白花蛇舌草等

【功用】养阴柔肝，和胃散结。

【主治】噎膈肝胃阴虚型证。

【用法】水煎服，每日 1 剂，早晚分服。

王晞星自拟方二

【出处】郝学羽. 王晞星教授治疗食管癌的证治规律研究［D］. 太原：山西省中医药研究院，2016

【组成】太子参 麦冬 五味子 白术 茯苓 半夏 陈皮 柴胡 白芍 枳实 浙贝母 天龙（壁虎） 山慈菇 莪术 冬凌草 郁金

【功用】益气养阴，解毒散结。

【主治】噎膈气阴两虚证。

【用法】水煎服，每日 1 剂，早晚分服。

王晞星自拟方三

【出处】郝学羽.王晞星教授治疗食管癌的证治规律研究［D］.太原：山西省中医药研究院，2016

【组成】太子参（党参） 白术 茯苓 半夏 陈皮 柴胡 白芍 枳实 山慈菇 浙贝母 天龙（壁虎） 莪术 冬凌草 郁金 砂仁

【功用】健脾理气，解毒散结。

【主治】噎膈肝胃不和证。

【用法】水煎服，每日 1 剂，早晚分服。

王晞星自拟方四

【出处】郝学羽.王晞星教授治疗食管癌的证治规律研究［D］.太原：山西省中医药研究院，2016

【组成】柴胡 白芍 枳实 黄连 瓜蒌 半夏 陈皮 浙贝母 天龙（壁虎） 山慈菇 莪术 砂仁 郁金 威灵仙 蛇六谷 冬凌草

【功用】开郁降气，化痰解毒。

【主治】噎膈痰瘀互结证。

【用法】水煎服，每日 1 剂，早晚分服。

【论述】常用抗食管癌专用药：如威灵仙、砂仁、郁金、山慈菇、冬凌草、急性子等。缓解患者的吞咽困难，比如瓦楞子与威灵仙配伍、旋覆花与代赭石配伍、郁金与砂仁配伍，还有蛇六谷、冬凌草、山慈菇的合用。缓解食管的痉挛：瓦楞子与威灵仙合用。和胃降逆止呕：旋覆花与代赭石合用，还能改善患者口吐涎沫的症状；诱导食管癌细胞的凋亡、抑制肿瘤细胞增殖及抗血管生成：蛇六谷、冬凌草、山慈菇；另重用冬凌草（从 30g 渐增至 90g），每可收到更好的效果。

吴良村食管癌基础方

【出处】《全国名中医医案集粹·肿瘤》，中山大学出版社，2018

【组成】南沙参 15g　北沙参 15g　白术 15g　生黄芪 30g　茯苓 10g　干蟾皮 6g　灵芝 30g　天龙（壁虎）10g　蜂房 10g　冬凌草 30g　白花蛇舌草 30g　半枝莲 15g　山慈菇 15g　黄药子 15g　女贞子 30g　菟丝子 30g　枸杞子 30g　生麦芽 30g　鸡内金 30g

【功用】益气养阴，健脾化痰，疏肝理气，软坚散结，攻邪消积。

【主治】食管癌。

【用法】水煎服，每日 1 剂，早晚分服。

【论述】吴良村教授总结临床发现：食管癌患者多有接受手术、放疗、化疗的经历，手术后组织与器官受损，表现为气血不足，功能紊乱；中药宜调整脾胃功能、补气养血为主。放疗为"热程"，易伤津耗液，致肺、胃、肝、肾阴虚亏损不足，早期宜养阴清热，太子参、北沙参、白花蛇舌草等益气养阴、清热解毒；后期宜加强滋补肝肾，多用六味地黄丸、一贯煎加减。化疗后常见脾胃功能失调，脾肾两亏，气血不足，首先以健脾助运为主，用党参、白术、茯苓等药。灵活辨证，随证加减：肝气郁结型加柴胡、杭白芍、郁金、香附；热盛伤阴型加生地黄、生石膏、玄参；气滞血瘀型加桃仁、红花、赤芍、川芎，辨证用药的同时还加入对症药物，以尽快减轻症状，缓解患者痛苦，提高生活质量，如：吞咽不利多用急性子、芫荽子等；呕吐常用生姜、半夏、陈皮；恶心常用佩兰等；疼痛常用生蒲黄、五灵脂、延胡索；出血常用白及、仙鹤草、血余炭、白茅根；腹水常用猪苓、大腹皮、车前子等。

谢亮辰自拟方

【出处】《中药治愈癌症良方》，山东大学出版社，1990

【组成】半枝莲 30g　白花蛇舌草 30g　刘寄奴 30g　金沸草 10g　代赭石 30g

（先煎） 柴胡 10g 香附 10g 郁金 10g 炒枳壳 10g 沙参 10g 麦冬 10g 玄参 10g 清半夏 10g 丹参 10g

【主治】噎膈。

【用法】水煎早晚分服。配开道散：醋紫硇砂 1000g，紫金锭 1000g，冰片 10g，麝香 1g，共研细末，装瓶备用。每服 1g，日服 3 次。（醋制紫硇砂法：紫硇砂加等量醋，再加适量水，至紫硇砂全部溶解后，取溶液熬枯即成）

谢明远活血消癌汤

【出处】《名老中医话癌症》，金盾出版社，2013

【组成】丹参 30g 白术 10g 白芍 10g 土贝母 10g 僵蚕 10g 白花蛇舌草 12g 广木香 12g 蜈蚣 4 条 三七 3g（冲服） 麝香 3g（冲服）

【功用】活血化瘀，疏肝和脾。

【主治】食管癌，瘀血内阻，气机不利。

【用法】水煎服，每日 1 剂，早晚分服。

谢明远枳朴六君汤加味

【出处】《全国名中医医案集粹·肿瘤》，中山大学出版社，2018

【组成】党参 茯苓 女贞子 生薏苡仁 白术 陈皮 半夏 枳壳 厚朴 乌蛇 土鳖虫 重楼 黄芪 蜈蚣

【功用】健脾益气，化瘀消积。

【主治】食管癌，脾气虚弱，湿瘀互结。

【用法】水煎服，每日 1 剂，早晚分服。

谢明远自拟方

【出处】《名老中医话癌症》，金盾出版社，2013

【组成】白花蛇舌草 12g　广木香 12g　丹参 1g　白术 1g　土贝母 1g　土鳖虫 1g　全蝎 1g　蜈蚣 4 条

【功用】疏肝化瘀，解瘀行气。

【主治】血瘀气滞型食管癌。

【用法】水煎服，每日 1 剂，早晚分服。

邢子亨食道癌第1方

【出处】《古今名医临证实录丛书：肿瘤》，中国医药科技出版社，2013

【组成】瓜蒌 24g　半夏 12g　生赭石 24g　旋覆花 12g（包煎）　陈皮 12g　川朴 9g　生薏苡仁 24g　沉香 9g　归尾 24g　赤芍 12g　南红花 6g　鸡内金 12g　醋三棱 5g　醋莪术 5g　水蛭 6g　炙甘草 6g

【功用】疏肝健胃。

【主治】食管癌早期，胃脘不舒，消化不良，噫气纳少者。

【加减】虚者加党参 12g。

【用法】水煎服，每日 1 剂，早晚分服。

徐景藩半夏厚朴汤加减

【出处】《名老中医话癌症》，金盾出版社，2013

【组成】刀豆壳 20g　麦冬 20g　茯苓 15g　鹅管石 15g　法半夏 10g　厚朴花 10g　苏梗 10g　紫苏子 10g　杏仁 10g　三棱 10g　赤芍 10g　当归 10g　木蝴蝶 6g　王不留行 5g　路路通 3g　炙甘草 3g

【功用】疏润结合，化痰理气，行瘀通膈。

【主治】痰气交阻型食管癌。

【用法】水煎服，每日 1 剂，早晚分服。

徐景藩沙参麦冬汤加减

【出处】《名老中医话癌症》，金盾出版社，2013

【组成】薏苡仁 30g　谷芽 30g　麦芽 30g　麦冬 15g　仙鹤草 15g　北沙参 10g 杏仁 10g　绿萼梅 10g　鸡内金 10g　莪术 10g　黄芩 6g　木蝴蝶 5g　川贝母 3g

【功用】肃肺化痰，行瘀和胃。

【主治】痰瘀阻滞型食管癌（食管下段贲门癌）。辨证为肺胃同病，痰瘀交阻，肺失宣肃，胃失和降。

【用法】水煎服，每日 1 剂，早晚分服。

【备注】另配三七粉，每日 2.5g。

徐丽霞丁香透膈汤

【出处】《中国肿瘤》，2013，22（11）：909-913

【组成】丁香 5g　砂仁 3g　生黄芪 20g　白花蛇舌草 30g　夏枯草 20g　制半夏 10g　制南星 10g　生瓦楞子 30g　急性子 20g　蜣螂 10g　制守宫 10g　威灵仙 20g 石见穿 20g　露蜂房 10g　全蝎 5g　蜈蚣 2 条

【主治】中晚期食管癌。

【用法】水煎服，每日 1 剂，早晚分服。

杨少山贝母升阳汤加减

【出处】《中医治疗肿瘤临床新探》，民主与建设出版社，2010

【组成】贝母 枳实 山药 当归 白芍 黄芩 大黄

【功用】补肾升阳降逆。

【主治】食管癌缓慢期，肾阳不足型。主症：进食不畅，或有梗阻，兼有腰疼脚软、头晕、耳鸣，或有阳痿早泄、脉细涩、右尺脉偏弱。

【用法】水煎服，每日1剂，早晚分服。

【论述】贝母入肺，配伍枳实、大黄可强化肺气清肃下行，山药补肾阳，当归、白芍补血守阴，黄芩清热。诸药合用，强化肺气清肃下行，促进肾阳从下由肝回升，上行于肺（肺在上为阳），此方相互配合，有回阳降逆之效能。多见于某些患者，肾阳严重虚损，在内外因素直接破坏下，从阴分化出来，通过内在经络转折积聚于食管致病。

杨少山贝母升阴汤加减

【出处】《中医治疗肿瘤临床新探》，民主与建设出版社，2010

【组成】贝母 枳实 麦冬 黄芩 半夏 大黄 白芍

【功用】润肺养阴，行气降逆。

【主治】食管癌缓慢期，肺阴虚损型。主症：进食不畅或有梗阻，兼有胸部慌烦、闷胀或有咳嗽气短，或干咳无痰，舌质干，脉细数（每分钟100次以上，体温37℃以上），右寸左关尺脉偏弱。

【用法】水煎服，每日1剂，早晚分服。

杨少山贝母调阴汤加减

【出处】《中医治疗肿瘤临床新探》，民主与建设出版社，2010

【组成】贝母 枳实 当归 白芍 枸杞 黄芩 大黄

【功用】强肺养阴，行气消积降浊。

【主治】食管癌缓慢期，肝肾阴虚型。主症：进食不畅或有梗阻，兼有头晕、气短、下肢软弱无力，手、脚心发热，或有盗汗、遗精，或妇女白带增多，或有崩漏、脉细数、口干、不多饮、右寸左关尺脉偏弱。

【用法】水煎服，每日 1 剂，早晚分服。

【论述】贝母入肺，配伍积实、大黄，可强化肺气清肃下降，当归补血，白芍入肝，枸杞补肝肾之阴。诸药合用，在强化肺气清肃下降的前提下，有促进肝肾之阴从下回升，上行于肺，达到回补肝肾之阴和降逆双重目的。多见于某些患者，由肝肾阴虚导致内脏阴阳严重失调，由癌变后的逆转变化，阻塞内在阴气回升，通过经络转折，积聚于食管产生病理变化，或由癌变后急速逆转的邪气，阻塞内在阴气回升，出现肝肾阴虚的证候。

杨少山蟅丸海花夏赭糖浆

【出处】《肿瘤古今名医临证实录丛书》，中国医药科技出版社，2013

【组成】代赭石 30g　三七 18g　夏枯草 60g　薏苡仁 60g　白花蛇舌草 30g　海藻 30g　莪术 20g　瓦楞子 30g　赤芍 20g　白及 30g　昆布 30g　旋覆花 20g　半枝莲 60g　鳖甲 30g

【功用】降逆镇冲，活血化瘀，软坚消积，养血润便，燥湿健脾，清热解毒，补血止血。

【主治】食管癌仅能进食流食，或咽水困难者。

【用法】将上药加水 3000mL，煎至 1000mL，过滤去渣，再加入蜂蜜 60mL，熬成糖浆。每日服 3 次。

【论述】本方用代赭石、旋覆花降逆镇冲；三七、莪术、赤芍活血化瘀，软坚消结；夏枯草、白花蛇舌草清热解毒；薏苡仁燥湿健脾；海藻、昆布、瓦楞子、鳖甲软坚破积；白及止血补虚；半枝莲利水祛湿；蜂蜜润便缓下。

杨少山二味汤

【出处】《肿瘤的中医诊疗》，中国中医药出版社，2007

【组成】威灵仙 50g　白蜜 50g

【主治】食管癌。

【用法】水煎 3 次，每煎分 2 次服，每 4 小时一次，1 日服尽。每日 1 剂，连服 7 天为 1 疗程。

【备注】本方对 50 岁以下患者无效。

杨少山槐耳煎

【出处】《肿瘤的中医诊疗》，中国中医药出版社，2007

【组成】槐耳 15 ～ 25g

【主治】食管癌。

【用法】水煎服，每日 1 剂，早晚分服。

杨少山基贝回阴汤加减

【出处】《中医治疗肿瘤临床新探》，民主与建设出版社，2010

【组成】茯苓　贝母　莪术　白芍　麦冬　生地黄　黄芩

【功用】宁心强肺，破气降逆养阴。

【主治】食管癌，爆发型癌变，心肺阴虚型。主症：突然发生吞咽困难，或只能进稀食，病势发展急速，胸部慌烦、口干脉细数、右寸左三部脉偏弱。

【用法】水煎服，每日 1 剂，早晚分服。

【论述】茯苓、贝母入心肺，配伍莪术破积行气，可强化肺气清肃下行，麦冬、生地黄养阴润肺，白芍入肝敛阴，守营阴。诸药合用，可在强化心肺清肃下行发展的同时，促进内在之阴从下由肝经回升，上行于心肺，此方在强制降浊中可达到强化回阴之目的。多见于某些患者，心肺阴虚年久失调，损其下元，由越经直速逆转的邪气，阻塞阴气回升而致病。

杨少山经验方一

【出处】《肿瘤的中医诊疗》，中国中医药出版社，2007

【组成】板蓝根 30g　猫眼草 30g　人工牛黄 6g　硇砂 3g　威灵仙 60g　制南星 9g

【主治】食管癌。

【用法】以上诸药加水共煮，制成稠浸膏，加入淀粉等辅料，烘干，研细，即得。口服每次 1.5g，每日 4 次。

杨少山经验方二

【出处】《肿瘤的中医诊疗》，中国中医药出版社，2007

【组成】陈皮 9g　半夏 9g　茯苓 9g　麦冬 9g　枇杷叶 20g　甘草 6g　淡竹茹 15g　党参 15g

【主治】食管癌。

【用法】加姜枣煎服，每日 1 剂，分 2～3 次内服。

杨少山经验方三

【出处】《肿瘤的中医诊疗》，中国中医药出版社，2007

【组成】生地黄 15～30g　生黄芪 15～30g　山豆根 15～30g　连翘 15～30g　射干 10～15g　板蓝根 15～30g　玄参 9g　陈皮 9g　清半夏 9g　焦白术 9g　焦神曲 15～30g　全瓜蒌 15～30g

【主治】食管癌。

【用法】水煎服，每日 1 剂，早晚分服。

杨少山经验方四

【出处】《肿瘤的中医诊疗》，中国中医药出版社，2007

【组成】山慈菇 250g　蟹壳 50g（煅后研末）　蜂蜜 200g

【主治】食管癌。

【用法】山慈菇洗净切片，用净水 2 碗，煎去 1 碗，去山慈菇，纳蟹壳末及白蜜拌匀，再煎数沸取起。每次服 2 汤匙，日 3 ～ 5 次。服完后如法再制。约服十余剂，吞咽如感觉自如，再服至痊愈。

杨少山经验方五

【出处】《肿瘤的中医诊疗》，中国中医药出版社，2007

【组成】丹参 10g　白术 10g　土贝母 10g　白花蛇舌草 12g　蜈蚣 4 条　土鳖虫 10g　全蝎 10g　广木香 12g

【主治】食管癌。

【用法】水煎服，每日 1 剂，早晚分服。

杨少山开关散

【出处】《肿瘤的中医诊疗》，中国中医药出版社，2007

【组成】牛黄 2g　麝香 2g　海南沉香 10g　礞石 10g　硇砂 10g　火硝 30g　硼砂 40g　冰片 10g

【主治】食管癌。

【用法】共研细粉，装瓶密封，含服，每次 1.5g，每日 2 次。

杨少山利湿调阴汤加减

【出处】《中医治疗肿瘤临床新探》，民主与建设出版社，2010

【组成】茯苓　贝母　砂仁　豆蔻　当归　白芍　熟地黄　黄芩

【功用】宁心健脾，养阴补血。

【主治】食管癌化疗所致阴虚，心脾阴虚型。主症：原吞咽困难，通过化疗，或手术治疗后好转，近期复发，面色赤白，或赤黄，头晕、心悸、下肢软弱，脉细数、左手三部脉偏弱而沉。

【用法】水煎服，每日1剂，早晚分服。

【论述】茯苓、砂仁合用，可强化心脾运化，配伍破气行瘀，可强化心脾合降，促使内在之阴从下由肝肾回升后上行，此方有从降逆中达到回阴之效能。

杨少山苓白回阴汤加减方一

【出处】《中医治疗肿瘤临床新探》，民主与建设出版社，2010

【组成】茯苓　天花粉　牡丹皮　枳实　白芍　黄芩

【功用】强化心肺，清肃下行，敛肝。

【主治】食管癌，偏上虚。主症：进食不畅，逐渐加重或进干食要用开水才能下咽，兼有头晕、心胸闷、口干苦、不饮或饮水不多，口淡、舌质润、脉缓沉或数，两寸脉偏弱。

【用法】水煎服，每日1剂，早晚分服。

【论述】茯苓、天花粉入心肺两经，配伍枳实可强化心肺合降，牡丹皮可升清降浊，白芍入肝敛阴，守营阴。诸药合用可在直接强化心肺从清肃下降发展的同时，促进内在清气从肝经上行，达到降逆回阴之目的。多见于某些患者心肺偏虚，内在清肃下降功能减弱，由癌变导致的逆转变化，通过经络传越积聚于食管。

杨少山苓白回阴汤加减方二

【出处】《中医治疗肿瘤临床新探》，民主与建设出版社，2010

【组成】茯苓 牡丹皮 莪术 白芍 黄芩 天花粉 藿香 半夏 降香

【功用】强化降逆。

【主治】食管癌。主症：近六七日，茶水难进、头晕、软弱、面色青紫、口淡不渴，或口干不多饮，脉浮大，或细涩，两寸脉偏弱。

【用法】水煎服，每日1剂，早晚分服。

杨少山苓贝调阴合胃汤

【出处】《中医治疗肿瘤临床新探》，民主与建设出版社，2010

【组成】茯苓 贝母 枳实 黄芩 砂仁 豆蔻 玄参 麦冬 当归 白芍

【功用】健脾养阴降逆。

【主治】食管癌缓慢期（心脾阴虚证）。主症：进食不畅，有停滞或进食不顺利，要用水送下，兼有腹胀，口干，脉细数，右关左三部脉偏弱。

【用法】水煎服，每日1剂，早晚分服。

【论述】茯苓、贝母、枳实、砂仁、豆蔻合用，可强化心肺脾合降，黄芩清热进阴，当归、白芍守营阴，玄参、麦冬养阴，诸药合用可在强化心肺脾清肃下行的同时，获得内在之阴从下回升后达到转逆为顺之目的。多由脾胃病变过程中，逐步形成阴虚，或因致癌因素所导致的逆转变化，通过经络转折，积聚于食管，阻塞胃气运化，形成阴虚证候。

杨少山苓贝调阴汤加减

【出处】《中医治疗肿瘤临床新探》，民主与建设出版社，2010

【组成】茯苓　贝母　枳实　白芍　玄参　麦冬　白花蛇舌草　半枝莲

【功用】宁心强肺，行瘀养阴降逆。

【主治】食管癌缓慢期（心肺阴虚型）。主症：吞咽不适。有停滞或进干食物不顺利，用水才能下咽，兼有头晕、心胸部慌烦，口干不多饮，或有咳嗽，脉细缓，两寸左关尺脉偏弱。

【用法】水煎服，每日1剂，早晚分服。

【论述】茯苓、贝母合用，增强心肺迫降，白芍入肝守阴，玄参、麦冬养阴，枳实行气消积，白花蛇舌草、半枝莲抗癌，诸药合用，有在增强心肺之阳的基础上，促进内在之阴从下回升后，回归于心肺，以达到降逆目的。

杨少山苓贝通阳回精汤加减

【出处】《中医治疗肿瘤临床新探》，民主与建设出版社，2010

【组成】茯苓　贝母　枳实　山药　白芍　当归　黄芩

【功用】强化心肺，助阳降逆。

【主治】食管癌缓解期（心肺阳虚证）。主症：吞咽不适，或干食梗阻，用水才能下咽，进稀食顺利，头晕或胸部闷胀，或胸骨后或胸部疼痛，舌质润，脉缓涩，两寸右关尺脉偏弱。

【用法】水煎服，每日1剂，早晚分服。

【论述】茯苓、贝母宁心，配伍枳实，可强化心肺清肃下行，山药入脾肾助阳，白芍、当归守阴营，黄芩清热进阴。诸药合用，有在增强心肺清肃下降的发展之中，促使脾肾之阳由肝经之阴回升后，上行于肺，由肺气从清肃下行发展之中，达到转逆为顺之目的。多见于阴阳对立变化中，从阴分化出来的癌症演变所导致的逆转变化，从下由阴阻塞心肺合降，积聚于食管。

杨少山螵蛸散

【出处】《肿瘤的中医诊疗》，中国中医药出版社，2007

【组成】桑螵蛸 18 ～ 30g　海螵蛸 18 ～ 30g　青木香 18 ～ 30g　黄荆子 500g

【主治】食管癌。

【用法】共研细末，每次 6 ～ 10g，每日 3 次。

杨少山七矾丸

【出处】《肿瘤古今名医临证实录丛书》，中国医药科技出版社，2013

【组成】红人参 10g　鸡内金 30g　代赭石 60g　蜈蚣 10 条　土鳖子 30g　水蛭 15g　红花 30g　制马钱子 15g　紫硇砂 15g　白矾 30g　柿饼霜 60g　干漆 30g

【功用】破瘀软坚，活血消炎，健胃宽膈，理气止痛，滋补强壮，扶正祛邪。

【主治】食管癌仅能进食流食，或咽水困难者。

【用法】共研为细粉，水泛为丸，如绿豆大。每次服 1 ～ 3g，每日 3 次。黄芪煎水送下，或温开水送下。

【论述】本方用红人参、制马钱子强壮通络，消块止痛；鸡内金、干漆、红花、紫硇砂、水蛭、土鳖子活血化瘀，软坚攻积，助消化；代赭石、蜈蚣、白矾、柿饼霜平逆通降，解毒消炎。

杨少山山芪赭花丸

【出处】《肿瘤古今名医临证实录丛书》，中国医药科技出版社，2013

【组成】山豆根 15g　生黄芪 30g　蜂房 15g　旋覆花 15g　娑罗子 15g　代赭石 15g　青果 15g

【功用】降逆镇冲，软坚消痞，活血化瘀，理气止痛，化痰养血，补气扶正，促进新陈代谢。

【主治】食管癌初期咽下困难，且症状逐渐加重者。

【用法】共研为细粉，水泛为丸，如绿豆大小。每次服 3 ～ 6g，每日 3 次。温开水送下。

【论述】本方用山豆根、蜂房清热解毒，消肿止痛，软坚消痞；生黄芪补气扶正，促进机体新陈代谢；旋覆花、代赭石降逆镇冲；娑罗子、青果化痰润燥，理气止痛。

杨少山食管癌自拟方

【出处】《全国名中医医案集粹·肿瘤》，中山大学出版社，2018

【组成】川朴花　炒竹茹　陈皮　代赭石　姜半夏　吴茱萸　黄芩　瓜蒌壳　刀豆子　佩兰　炒枳壳　生甘草　白花蛇舌草

【功用】理气化痰和胃。

【主治】湿痰凝滞型食管癌。

【用法】水煎服，每日1剂，早晚分服。

杨少山夏耳散

【出处】《肿瘤的中医诊疗》，中国中医药出版社，2007

【组成】半夏40g　胆南星25g　槐耳25g　碘化钾1g

【主治】食管癌。

【用法】共研细末，每次6～9g，每日3次。

杨少山鸦胆子蜡丸

【出处】《肿瘤的中医诊疗》，中国中医药出版社，2007

【组成】先将黄蜡化开，鸦胆子去皮，沾上黄蜡，以黄蜡为衣包住鸦胆子备用。

【主治】食管癌。

【用法】每次5～10粒，极量20粒，每日1次，白水送服。

杨少山治膈散

【出处】《肿瘤的中医诊疗》，中国中医药出版社，2007

【组成】山慈菇 200g 硼砂 80g 硇砂 20g 三七 20g 冰片 30g 沉香 50g

【主治】食管癌。

【用法】共研细粉，每次 10g，每日 4 次，10 天为 1 疗程，后改为每次服 10g，每日 2 次。

杨少山枳贞汤

【出处】《肿瘤古今名医临证实录丛书》，中国医药科技出版社，2013

【组成】生黄芪 60g 生地黄 30g 女贞子 30g 枳壳 12g 当归 20g 鳖甲 30g 旋覆花 12g 代赭石 30g 北沙参 30g 料姜石 60g 白花蛇舌草 30g

【功用】益气养血，滋阴润燥，软坚散结，降逆镇冲，扶正祛邪。

【主治】食管癌病程日久，阴液枯竭者。

【用法】水煎服，每日 1 剂，1 剂药煎 2 遍，合在一起，早晚分服。

【论述】本方用生地黄、女贞子滋阴润燥；鳖甲、生黄芪、沙参、当归益气养血，软坚扶正；旋覆花、代赭石、料姜石降逆镇冲；白花蛇舌草、枳壳润便宽肠，清热解毒。

杨少山紫芪丸

【出处】《肿瘤的中医诊疗》，中国中医药出版社，2007

【组成】紫草 1.5kg 生黄芪 1.5kg 金银花 1.5kg 山豆根 1.5kg 白花蛇舌草 1.5kg 石见穿 1.5kg 薏苡仁 1.5kg 香橼 0.7kg 黄柏 1kg

【主治】食管癌。

【用法】共炼蜜为丸，每丸重 9g，每次 2 丸，每日 3 次，白开水送服。

于余辛健胃散

【出处】《常见肿瘤中医临证康复》，科学技术文献出版社，2015

【组成】吴茱萸 15g　肉桂 10g　乌药 15g　降香 10g　公丁香 10g　沉香 10g　三七 10g　荜茇 15g　枳实 15g

【功用】健脾益胃，补气益血。

【主治】食管癌（脾胃虚弱证）。症见：头晕目眩，偶有晕厥，神疲乏力，大量汗出，胸闷心悸，面色苍白并伴有上腹胀痛，恶心呕吐，大便溏泄，舌淡苔白，脉缓弱。

【用法】上药打粉，敷于剑突下、胃脘部，一剂可用 2～3 天。

于余辛五汁安中饮加味

【出处】《常见肿瘤中医临证康复》，科学技术文献出版社，2015

【组成】黄芪 10g　西洋参 20g　藕汁 10mL　姜汁 10mL　米粥汁 10mL　韭菜汁 10mL　牛乳汁 10mL　鲜白茅根汁 10mL　鲜铁树叶汁 10mL　大黄 10g　芒硝 10g

【功用】滋阴养血，清热泄腑。

【主治】食管癌（热结津亏证）。症见：肌肤枯荣而燥，胸背疼痛，口干咽燥，苔黄黑而有裂纹，进食困难，五心烦躁，大便干结，小便黄，形体消瘦，脉细数。

【用法】水煎服，每日 1 剂，早晚分服。

于余辛小陷胸汤加味

【出处】《常见肿瘤中医临证康复》，科学技术文献出版社，2015

【组成】瓜蒌 30g 清半夏 10g 黄连 7g 威灵仙 30g 急性子 15g 木鳖子仁 10g 檀香 7g 生黄芪 30g 女贞子 30g 生何首乌 30g 土茯苓 30g 夏枯草 15g 焦三仙各 10g 沉香末 3g（分 2 次冲服）

【功用】清热散结，宽胸涤痰，益气养阴。

【主治】噎膈。症见胸闷、进食发噎、呃逆、饮食减少，消瘦，大便干燥。

【用法】水煎服，每日 1 剂，早晚分服。

【论述】本方用小陷胸汤清热宽胸涤痰；威灵仙、檀香、急性子通络散结，祛瘀止痛；生黄芪、女贞子、生何首乌益气养阴，生津润燥，并攻邪扶正；土茯苓、夏枯草清热解毒；沉香降气调中以助通瘀。

于余辛自拟方一

【出处】《名老中医话癌症》，金盾出版社，2013

【组成】党参 30g 石见穿 30g 旋覆花 20g（包） 代赭石 15g 山楂 15g 象贝母 12g 六曲 12g 牛膝 10g 半夏 9g 降香 9g 姜竹茹 9g 陈皮 9g 急性子 9g 藿香 5g 佩兰 5g

【功用】开郁降气，化痰散结。

【主治】食管癌，气滞痰结，气痰互阻。

【用法】水煎服，每日 1 剂，早晚分服。

于余辛自拟方二

【出处】《名老中医话癌症》，金盾出版社，2013

【组成】石见穿 30g 威灵仙 30g 黄芪 15g 党参 15g 茯苓 15g 金银花 15g 忍冬藤 12g 土茯苓 12g 白术 10g 姜半夏 10g 象贝母 10g 竹叶 5g 藿香梗 5g 佩兰梗 5g

【功用】扶正散结。

【主治】正气亏虚型食管癌。

【用法】水煎服，每日 1 剂，早晚分服。

【论述】本方以黄芪、党参、白术、茯苓益气健脾；忍冬藤、竹叶、土茯苓、金银花清热解毒，养阴生津，缓解放射性食管炎的症状；佩兰梗、藿香梗芳香通络，使药力能入食管；另用半夏、象贝母、石见穿软坚散结、祛痰化结抗癌，以防复发。

郁仁寸急灵仙方

【出处】《中国实验方剂学杂志》，2008（9）：67，74，81

【组成】急性子 10g　木鳖子 10g　威灵仙 30g　半夏 10g　瓜蒌 30g　郁金 10g　刀豆 15g　山豆根 10g

【主治】食管癌梗阻，口吐涎沫，进食发噎，大便干燥。

【加减】气滞胸痛者用瓜蒌、郁金、八月札、橘叶、枳壳、白屈菜。血瘀胸痛者用赤芍、桃仁、乳香、没药、延胡索、五灵脂。阴虚火旺者加生地黄、麦冬、玄参、牡丹皮、黄芩、女贞子、鳖甲、龟甲、知母等。吐血便血者加棕榈炭、贯众炭、仙鹤草、露蜂房、白及、三七等。

【用法】水煎服，每日 1 剂，早晚分服。

郁仁寸自拟方一

【出处】《中国实验方剂学杂志》，2008（9）：67

【组成】旋覆花 10g　代赭石 20g　莱菔子 15g　郁金 10g　瓜蒌 20g　北豆根 10g　贝母 10g　砂仁 4g　苏梗 10g　刀豆子 15g　草河车 15g　陈皮 10g

【主治】气痰互阻型食管癌。食入不畅，吞咽不顺，时有嗳气不舒，胸膈痞闷，伴有隐痛，口干，舌质淡红，苔薄白，脉细弦。

【用法】水煎服，每日 1 剂，早晚分服。

郁仁寸自拟方二

【出处】《中国实验方剂学杂志》，2008（9）：74

【组成】急性子 15g　木鳖子 10g　威灵仙 30g　半夏 15g　胆南星 10g　赤芍 10g　桃仁 10g　杏仁 10g　半枝莲 30g　北豆根 10g　瓜蒌 30g　草河车 15g　郁金 10g

【主治】血瘀痰滞型食管癌。症见吞咽困难，胸背疼痛，甚则饮水难下，食后即吐，吐物如豆汁，痰黏，大便燥结，小便黄赤，形体消瘦，肌肤甲错，舌暗红，少津或有瘀点瘀斑，苔黄白，脉细涩或细滑。

【用法】水煎服，每日 1 剂，早晚分服。

郁仁寸自拟方三

【出处】《中国实验方剂学杂志》，2008（9）：81

【组成】黄芪 30g　党参 20g　当归 15g　白芍 10g　旋覆花 10g　代赭石 30g　威灵仙 30g　急性子 10g　生半夏 10g（先煎 1 小时）　桂枝 10g　陈皮 10g　生地黄 10g

【主治】气虚阳微型食管癌。晚期食管癌，饮食不下，泛吐清涎及泡沫，形体消瘦，恶病质，乏力气短，面色无华，形寒肢冷，面足浮肿，舌淡，脉虚弱无力。

【用法】水煎服，每日 1 剂，早晚分服。（生半夏先煎 1 小时）

臧洁自拟方

【出处】《陕西中医》，2008（1）：101

【组成】旋覆花 10g　代赭石 15g　丁香 5g　柿蒂 12g　瓜蒌壳 12g　薤白 10g　车前子 10g　牛膝 15g　刀豆壳 12g

【主治】食管癌早期气机不畅。

【用法】水煎服，每日1剂，早晚分服。

【论述】非器质性噎膈症，临床较少见，多因七情郁结，气血亏损，饮食劳倦，损伤脾胃所致。脾主升，胃主降，若升降失利，气滞郁结，则影响受纳、转输功能。

张伯刚参赭抑癌汤

【出处】《张伯刚临证验方集》，山西科学技术出版社，2018

【组成】生赭石30g（研）　人参15g　生山药18g　天花粉18g　天冬18g　桃仁9g　红花6g　䗪虫9g　三七末6g（冲）　大黄9g（后下）

【主治】食管癌、胃癌。

【用法】水煎服，每日1剂。每剂水煎2次，取汁1000mL，早晚2次分服。

【论述】本方消补兼施，标本同治，共奏益气降逆、养阴润燥、散结祛瘀之功，而无苦寒败胃之弊。方中人参、山药益气理脾；生赭石、大黄降逆通便；天花粉、天冬清热解毒，养阴生津；桃仁、红花活血化瘀，消肿止痛；大黄和䗪虫配伍有破血逐瘀、消肿散结之功；三七既有止血作用，又有散瘀血、消肿痛作用，能够有效控制癌症恶变。

张伯刚自拟方一

【出处】《张伯刚临证验方集》，山西科学技术出版社，2018

【组成】生赭石30g　旋覆花6g　清半夏12g　生牡蛎30g　生水蛭6g　紫苏子9g　海浮石15g　鸡内金9g　竹茹15g　苇根30g　蜈蚣8g　党参24g　麦芽9g

【制法】水煎3次兑匀。

【主治】食管癌。

【用法】水煎服，每日1剂，早晚分服。服后有头晕、目眩、胃部不适反应，连服5～6剂见效。

张伯刚自拟方二

【出处】《张伯刚临证验方集》，山西科学技术出版社，2018

【组成】山药 18g　代赭石 30g　党参 15g　天花粉 18g　土鳖虫 15g　天冬 12g 红花 9g　桃仁 9g　三七 6g

【主治】食管癌。

【用法】水煎服，每日 1 剂，早晚分服。

张伯刚自拟方三

【出处】《张伯刚临证验方集》，山西科学技术出版社，2018

【组成】三七 30g　桃仁 30g　硼砂 18g　碘化钾 15g　百布圣 20g

【主治】食管癌。

【用法】上药共为末，蜜为丸，每丸重 9g。早、晚各服 1 丸。

张伯刚自拟方四

【出处】《张伯刚临证验方集》，山西科学技术出版社，2018

【组成】山慈菇 120g　蜂蜜 250g

【主治】食管癌。

【用法】山慈菇研为细末与蜂蜜混合为膏。每次服 15 ～ 30g。

张伯刚自拟方五

【出处】《张伯刚临证验方集》，山西科学技术出版社，2018

【组成】潞党参 15g　生赭石 30g　肉苁蓉 9g　清半夏 12g　天冬 15g　当归 12g　炒苏子 6g　杭芍 12g　竹茹 6g

【主治】食管癌，有反胃者效。

【用法】水煎服，每日 1 剂，早晚分服。

张伯刚自拟方六

【出处】《张伯刚临证验方集》，山西科学技术出版社，2018

【组成】急性子 9g　槐耳 9g　沉香 9g　木香 9g

【主治】食管癌。

【用法】诸药共为细末，加入白糖 250g 熬成糊状，凝固后切成块。含服之。

张伯刚自拟方七

【出处】《张伯刚临证验方集》，山西科学技术出版社，2018

【组成】夏枯草 30g　猪牙皂 1 个（烧灰存性）

【主治】食管癌。

【用法】水煎服，每日 1 剂，早晚分服。服 10 剂见效。

张伯刚自拟方八

【出处】《张伯刚临证验方集》，山西科学技术出版社，2018

【组成】高丽参 6g　肉桂 6g　枳实 9g　藿香 6g　姜半夏 6g　郁金 3g　香附 9g　川大黄 6g　沉香 6g　高良姜 6g　橘红 6g　甘草 5g　公丁香 5g

【主治】食管癌。

【用法】水煎服，每日 1 剂，早晚分服。

张伯刚自拟方九

【出处】《张伯刚临证验方集》，山西科学技术出版社，2018

【组成】朴花 10g　昆布 9g　紫草茸 9g　当归 12g　全蝎 3g　代赭石 15g　紫苏梗 10g　蜈蚣 2g　橘红 10g　沉香 6g　雄黄 0.3g（另冲）

【主治】食管癌。

【用法】水煎服，每日 1 剂，早晚分服。

张伯刚自拟方十

【出处】《张伯刚临证验方集》，山西科学技术出版社，2018

【组成】炙马钱子 3g　代赭石 30g　半夏 10g　沉香 6g　木香 5g　甘草 5g

【主治】食管癌。

【用法】共为细末，每次 3g，每日 2 次。

张伯刚自拟方十一

【出处】《张伯刚临证验方集》，山西科学技术出版社，2018

【组成】桃仁 90g　䗪虫 90g（去足翅）　大黄 90g　硼砂 90g（酒浸）　鸦胆子 60g（去皮）

【制法】上药禁用火烘，先将大黄、硼砂研末后入桃仁、䗪虫、鸦胆子，捣融和匀，蜜为丸，如指头大。

【主治】食管癌。

【用法】每噙 1 丸，徐徐吞之，每日 3 次，1 月见效。

张伯刚自拟方十二

【出处】《张伯刚临证验方集》，山西科学技术出版社，2018

【组成】鸦胆子 90g　桃仁 120g　水蛭 60g　生赭石 250g

【制法】上药禁用火烘，先将水蛭、生赭石研细末，再入鸦胆子捣碎。

【主治】食管癌。

【用法】上药入藕粉内服之，每次 9g，每日 3 次。

张伯刚自拟方十三

【出处】《张伯刚临证验方集》，山西科学技术出版社，2018

【组成】炙蜂房 21g　全蝎 3g　炙蛴螬 21g　代赭石 21g　陈皮 3g　甘草 24g

【主治】食管癌。

【用法】共为细末，分为 10 包。每次 1 包，每日服 2 次。

张代钊经验方

【出处】《现代名中医肿瘤科绝技》，科学技术文献出版社，2002

【组成】生黄芪 15～30g　生地黄 15～30g　山豆根 15～30g　连翘 15～30g　射干 9～15g　板蓝根 15～30g　玄参 9g　陈皮 9g　清半夏 9g　焦白术 9g　焦神曲 15～30g　全瓜蒌 15～30g

【主治】食管癌。

【用法】水煎服，每日 1 剂，早晚分服。自放疗前 3～4 日即开始服用。

【论述】临床中所见到的食管癌患者以中晚期为多，常见气血双亏、气滞血瘀的证候，故常以益气养血为主，辅以宽胸理气，化瘀解毒。主要药物：黄芪、白术补气养血，瓜蒌、陈皮宽胸理气。食管以通降为顺，失于通降则病噎膈，故以半夏化痰降逆止呕，消痞散结，使噎、梗、痛等症状明显得到改善。

张代钊抗癌乙丸

【出处】《现代名中医肿瘤科绝技》，科学技术文献出版社，2002

【组成】夏枯草　黄药子　山豆根　草河车　败酱草　白鲜皮等

【主治】食管癌。

【用法】炼蜜为丸，每丸 6g，每日早晚各 1～2 丸。

【备注】抗癌乙丸是增生平的前体药，目前广泛用于治疗消化道肿瘤。

张代钊生脉饮加味

【出处】《现代名中医肿瘤科绝技》，科学技术文献出版社，2002

【组成】生脉饮加银柴胡 10g　鳖甲 20g　生地黄 20g　天花粉 20g　山豆根 10g

【主治】热毒伤阴型食管癌。症见：进食梗咽伴口干咽痛，午后潮热，五心烦热，大便干燥，尿黄尿少，舌红或绛，舌无苔少津，脉沉细。

【用法】水煎服，每日 1 剂，早晚分服。

【备注】生脉饮：人参 10g　麦冬 15g　五味子 10g

张代钊四物汤加味

【出处】《现代名中医肿瘤科绝技》，科学技术文献出版社，2002

【组成】四物汤加莪术 15g　山慈菇 15g　水红花子 10g　露蜂房 10g

【主治】血瘀热毒型食管癌。症见：进食梗咽伴胸背刺痛，烦热口渴，面色发黑，口唇发紫，大便干结，舌紫暗有瘀斑，舌苔黄燥，脉弦细而滑。

【用法】水煎服，每日 1 剂，早晚分服。

【备注】四物汤：熟地黄 12g　当归 10g　白芍 10g　川芎 6g

张代钊香砂六君子汤去党参加减

【出处】《现代名中医肿瘤科绝技》，科学技术文献出版社，2002

【组成】太子参 15g　白术 9g　茯苓 9g　甘草 6g　陈皮 9g　半夏 9g　木香 6g
砂仁 3g　焦三仙各 12g　鸡内金 9g

【主治】食管癌，饮食不香者。

【用法】水煎服，每日 1 剂，早晚分服。

张代钊逍遥散加味

【出处】《现代名中医肿瘤科绝技》，科学技术文献出版社，2002

【组成】逍遥散加急性子 15g　威灵仙 10g　木香 10g　紫苏梗 10g

【主治】肝郁气滞型食管癌。症见：进食梗咽伴两胁作痛，呃逆频作，口苦口
干，腹胀便秘，舌红苔白，或舌苔薄黄，脉弦细。

【用法】水煎服，每日 1 剂，早晚分服。

【论述】李时珍在《本草纲目》中说急性子"其性急速，故能透骨软坚"，威
灵仙味咸，能软坚而消骨鲠。现代研究证实，威灵仙能使咽及食管平滑肌松弛，增
强蠕动；急性子微苦、辛，性温，有小毒，归肺、肝经，破血软坚消积，用于癥瘕
痞块、经闭、噎膈，是张老师经常用于食管癌的中药。张老师将这两味药用于食管
癌，可以明显缓解进食梗咽的症状。

【备注】逍遥散：当归 9g　柴胡 15g　白芍 10g　茯苓 9g　白术 10g　甘草 6g
薄荷 6g　生姜 3 片

张代钊自拟方一

【出处】《中医杂志》，2011（10）：821-823

【组成】苍术 15g　黄连 3g　麻黄 3g

【主治】食管癌梗阻痰阻型，用于大量吐黏液的患者。

【用法】水煎服，每日 1 剂，早晚分服。

张代钊自拟方二

【出处】《中医杂志》，2011（10）：821-823

【组成】麝香 1.5g　人工牛黄 9g　乳香 15g　没药 15g　三七 30g

【主治】食管癌梗阻痰瘀互结型。

【用法】共研细末，每次 2g，每日含化 4 次。

张代钊自拟方三

【出处】《中医杂志》，2011（10）：821-823

【组成】壁虎 10 条　天葵子 30g　白酒 250mL

【主治】食管癌梗阻血瘀型。

【用法】浸于 250mL 白酒内 1 周，每日 4 次，每次 2mL。

张代钊自拟方四

【出处】《中医杂志》，2011（10）：821-823

【组成】硇砂 6g　硼砂 6g　丁香 9g　冰片 1.5g

【主治】食管癌梗阻痰阻型，用于大量吐黏液的患者。

【用法】共为细末，含化，每日 4 次。

张代钊自拟方五

【出处】《现代名中医肿瘤科绝技》，科学技术文献出版社，2002

【组成】五灵脂 90g　没药 60g　蒲黄炭 60g　沉香 30g　白芷 15g　细辛 9g　当归 15g　川楝子 30g　白芍 30g　延胡索 30g

【主治】食管癌引起的疼痛。

【用法】共研细末，装入胶囊（每粒 0.3g），每次 1 或 2 个胶囊，每日 3 次。

张士骥自拟方

【出处】《中药治愈癌症良方》，山东大学出版社，1990

【组成】旋覆花 12g（包）　代赭石 15g（先煎）　党参 20g　半夏 15g　炙甘草 6g（炙）　韭菜汁 30g　牛乳 30g　藕汁 30g　姜汁 30g　甘蔗汁 30g　梨汁 30g　生蜜 30g　薤白头 10g　刀豆子 10g　半枝莲 30g　半边莲 30g　藤梨根 30g

【功用】活血化瘀，理气祛痰，健脾益胃，养阴疏肝。

【主治】食管癌、胃癌、贲门癌、幽门癌等消化道癌症。

【加减】痰湿盛者：去炙甘草、党参，加陈皮 10g，佛手 15g，全瓜蒌 20g，鲜竹沥 15g；脾胃虚弱者，重用党参至 30g，加黄芪 30g，白术 30g；阴虚者：去半夏、党参，加麦冬 15g，白芍 30g，太子参 20g，石斛 15g；肝胃不和者：去半夏、薤白头，加灵磁石 30g（先煎），香附 15g，柴胡 10g；瘀血内阻者：去党参、薤白头，加丹参 30g，延胡索 15g，全瓜蒌 25g，黄芪 30g。

【用法】水煎服，每日 1 剂，早晚分服。

张士舜自拟方一

【出处】《张士舜癌症治验录》，河北科学技术，2015

【组成】瓜蒌 15g 杏仁 8g 葶苈子 15g 大枣 18g 猪苓 15g 茯苓 15g 车前子 15g 白茅根 15g 厚朴 9g 木香 9g 槟榔 9g 赤芍 9g 牡丹皮 9g 莪术 9g 白僵蚕 9g 清半夏 9g 急性子 9g 白英 15g 白花蛇舌草 15g 黄芩 12g

【主治】食管鳞状细胞癌。

【用法】水煎服,每日 1 剂,早晚分服。

张士舜自拟方三

【出处】《张士舜癌症治验录》,河北科学技术,2015

【组成】冬凌草 20g 威灵仙 50g 紫草 20g 葛根 20g 三棱 10g 莪术 10g 石见穿 20g 瓜蒌 20g 白屈菜 20g 旋覆花 10g 代赭石 30g(打) 枳壳 20g 水蛭 10g 砂仁 10g(打,后下) 清半夏 10g 天龙(壁虎)10g 干蟾皮 10g 山豆根 50g 茯苓 30g 甘草 10g

【主治】食管中段癌Ⅲ期;噎膈(痰气瘀结证)。

【用法】水煎服,每日 1 剂,早晚分服。

周维顺半夏竹茹汤

【出处】《国家级名老中医周维顺恶性肿瘤治疗经验集》,浙江大学出版社,2016

【组成】姜半夏 12g 姜竹茹 12g 旋覆花 12g 代赭石 30g 木香 9g 公丁香 6g 沉香曲 9g 豆蔻 9g 川楝子 9g 川朴 9g 南沙参 9g 北沙参 9g 天冬 12g 麦冬 12g 石斛 12g 急性子 15g 蜣螂 12g 当归 12g 仙鹤草 30g

【功用】补益阴血,降逆和胃。

【主治】食管癌,胃阴不足,胃气上逆。

【用法】水煎服,每日 1 剂,早晚分服。

周维顺虎七散

【出处】《国家级名老中医周维顺恶性肿瘤治疗经验集》，浙江大学出版社，2016

【组成】壁虎 70 条（焙干研面） 三七粉 50g

【功用】解毒抗癌。

【主治】食管癌、贲门癌患者。

【用法】上药拌匀，空腹每次服 3 ～ 4g，每日 2 次，黄酒或开水送下。

周维顺开关散

【出处】《国家级名老中医周维顺恶性肿瘤治疗经验集》，浙江大学出版社，2016

【组成】硇砂 0.6g 硼砂 1g 冰片 0.5g 皂角刺 3g 人工牛黄 2g 玉枢丹 1.5g 沉香 1g 炒薏苡仁 6g

【功用】散结祛瘀，降逆抗癌。

【主治】食管癌梗阻患者。

【用法】研细末。以上为 1 日量，分多次以水少许调成糊状徐徐下咽。

周维顺抗癌汤

【出处】《国家级名老中医周维顺恶性肿瘤治疗经验集》，浙江大学出版社，2016

【组成】藤梨根 60g 野葡萄根 60g 干蟾皮 12g 急性子 12g 半枝莲 60g 紫草 30g 天龙（壁虎）6g 姜半夏 6g 甘草 6g 丹参 30g 白花蛇舌草 30g 马钱子 3g

【功用】化瘀解毒。

【主治】食管癌，气虚血瘀，毒邪侵袭。

【用法】水煎服，每日 1 剂，早晚分服。

周维顺增损启膈散

【出处】《国家级名老中医周维顺恶性肿瘤治疗经验集》，浙江大学出版社，2016

【组成】川贝母 9g　郁金 9g　当归 9g　沙参 9g　蜣螂 9g　急性子 9g　昆布 9g　丹参 12g　海藻 12g　红花 6g

【功用】化痰软坚，活血散瘀。

【主治】食管癌（痰瘀互结证）。

【用法】水煎服，每日 1 剂，早晚分服。

周维顺自拟方一

【出处】《国家级名老中医周维顺恶性肿瘤治疗经验集》，浙江大学出版社，2016

【组成】醋炒柴胡 9g　白术 9g　茯苓 9g　全瓜蒌 20g　清半夏 9g　郁金 9g　当归 12g　白芍 12g　急性子 9g　半枝莲 15g　威灵仙 I5g　木香 6g　紫苏梗 9g　黄药子 20g　蜈蚣 2 条

【功用】疏肝理气，开郁散滞抗癌。

【主治】噎膈（肝气郁滞证）。症见：胸胁胀痛引及背肋，头晕目眩，泛吐清涎，梗阻一般不重，或症状与情绪有关，食欲不振，咽部不适，舌暗红，苔薄黄，脉弦细。

【加减】胸胁胀闷而痛加陈皮 9g，枳壳 9g，丝瓜络 9g；食欲不振加砂仁 6g，陈皮 9g，鸡内金 12g。

【用法】水煎服，每日 1 剂，早晚分服。

周维顺自拟方二

【出处】《国家级名老中医周维顺恶性肿瘤治疗经验集》，浙江大学出版社，2016

【组成】全瓜蒌 20g　薤白 12g　清半夏 12g　土贝母 15g　丹参 15g　郁金 9g　延胡索 12g　陈皮 9g　茯苓 15g　旋覆花 15g　生赭石 12g　党参 15g　急性子 9g　蜂房 15g　桃仁 9g　北沙参 15g　黄药子 20g　蜈蚣 2 条　白屈菜 30g

【功用】理气化痰，活血散瘀抗癌。

【主治】噎膈（痰瘀互结证）。症见：食不能下，食入即吐，黏液较多，甚则滴水不入，胸膈疼痛，固定不移，肌肤焦枯，大便坚硬如羊矢，形体消瘦，舌青紫，苔白腻，脉细涩或细滑。

【加减】痰涎甚者加胆南星 15g，青礞石 15g，沉香 3g；胸痛甚者加延胡索 12g，徐长卿 15g。

【用法】水煎服，每日 1 剂，早晚分服。

周维顺自拟方三

【出处】《国家级名老中医周维顺恶性肿瘤治疗经验集》，浙江大学出版社，2016

【组成】生地黄 30g　玄参 20g　麦冬 15g　天花粉 20g　全瓜蒌 30g　当归 15g　丹参 15g　鳖甲 15g　地骨皮 15g　夏枯草 15g　白花蛇舌草 30g　银柴胡 12g　知母 12g　蜂房 12g　黄药子 20g　蜈蚣 2 条

【功用】滋阴清热，解毒抗癌。

【主治】噎膈（热毒伤阴证）。症见：吞咽困难，午后潮热，口咽干痛，唇焦舌燥，胸背灼痛，梗阻较重，盗汗，溲赤，舌红少津，苔净或黄燥，脉弦细或弦细而数。

【用法】水煎服，每日 1 剂，早晚分服。

周维顺自拟方四

【出处】《国家级名老中医周维顺恶性肿瘤治疗经验集》，浙江大学出版社，2016

【组成】潞党参 30g　焦白术 9g　茯苓 9g　陈皮 9g　清半夏 12g　全当归 30g　川芎 12g　白芍 15g　鸡血藤 20g　黄芪 20g　知母 9g　生牡蛎 9g　夏枯草 12g　白花蛇舌草 15g　威灵仙 15g　黄药子 20g　蜈蚣 2 条

【功用】补气养血，化痰散结抗癌。

【主治】噎膈（气血双亏证）。症见：饮食不下，甚则滴水难进，消瘦无力，面色苍白或萎黄，或形寒气短，或胸背疼痛，或声音嘶哑，语气低微，自汗不止，泛吐痰涎。舌淡，苔薄，脉沉细无力。

【用法】水煎服，每日 1 剂，早晚分服。

周仲瑛己椒苈黄丸合葶苈大枣泻肺汤加减

【出处】《新中医》，2009，41（2）：119-120

【组成】黄芪 15g　白术 15g　泽兰 15g　泽泻 15g　刺猬皮 15g（炙）　葶苈子 15g　泽漆 15g　煅瓦楞子 20g　肿节风 20g　桑白皮 20g（炙）　法半夏 12g　汉防己 12g　白芥子 10g　紫苏子 10g　莱菔子 10g　藿香 10g　紫苏叶 10g　南沙参 10g　北沙参 10g　陈皮 10g　神曲 10g　花椒 3g　黄连 3g　吴茱萸 3g　商陆根 6g

【主治】食管癌中段。证属痰瘀阻胃，肝胃不和，饮停胸胁，脾运不健，气阴两伤。

【用法】水煎服，每日 1 剂，早晚分服。

【论述】己椒苈黄丸原治水饮停聚，水走肠间之症。《金匮要略》曰："腹满，口舌干燥，此肠间有水气，己椒苈黄丸主之。"方中汉防己泄血中湿热，而利大肠之气；花椒，椒之核也，椒性善下，而核尤能利水；葶苈子泻气闭而逐水；大黄泄血闭而下热。周教授认为，恶性肿瘤晚期，痰、瘀、水、热诸邪互结，水道不利，留而成饮。但晚期肿瘤多邪实伤正而见虚实夹杂之候，大黄一物，泄热祛瘀通便，有虚虚之虞，故将其易为黄芪，一药之差，治法则异。周教授常以此方出入治疗恶性胸腔积液和腹水，每多良效。

周仲瑛沙参麦冬汤加减

【出处】《名老中医话癌症》，金盾出版社，2013

【组成】代赭石 25g 石打穿 20g 白花蛇舌草 20g 煅瓦楞子 20g 丹参 15g 刺猬皮 15g（炙） 南沙参 12g 北沙参 12g 法半夏 12g 威灵仙 12g 太子参 10g 麦冬 10g 藿香 10g 紫苏叶 10g 桃仁 10g 急性子 10g 莪术 9g 旋覆花 5g（包） 公丁香 5g 黄连 3g 独角蜣螂 2 只 蜈蚣 2 条

【功用】化痰理气祛瘀，益气养阴填精。

【主治】噎膈，证属胃津气双亏，气滞痰瘀交阻。

【用法】水煎服，每日 1 剂，早晚分服。

【论述】周仲瑛教授认为，噎膈为本虚标实之病，慢性食管梗阻，饮食吞咽困难，治以化痰理气祛瘀，益气养阴填精；对食管癌放疗后，癌毒伤正，化疗耗气伤津，治以化痰祛瘀，益气生津，解毒抗癌，已获良效。

周仲瑛消癌解毒方

【出处】《中华中医药学刊》，2017（2）：453-456

【组成】姜半夏 10g 生半夏 10g 蜂蜜 30g 白花蛇舌草 15g 半枝莲 30g 漏芦 12g 僵蚕 15g 蜈蚣 5g 八月札 15g 太子参 15g 麦冬 15g 甘草 10g（炙）

【主治】食管癌。

【加减】胸胁胀痛，头晕目眩，泛吐清涎，与情绪相关加柴胡、枳壳、白芍；黏涎较多加胆南星、杏仁；胸膈疼痛，肌肤焦枯加桃仁、丹参；面色苍白或萎黄加党参、白术、黄芪、当归。

【用法】生半夏 10g 和蜂蜜 30g 加适量水煎煮 40 分钟，并且不停扬起，搅拌，之后进行超声波混合 10 分钟，口服。其余药物加适量水煎煮口服。

【论述】南京中医药大学周仲瑛教授倡导"癌毒"理论，认为癌毒是食管癌发病的根本原因，癌毒聚集形成原发病灶，癌毒流窜可形成转移灶，后期可耗气伤津，精损形坏，提倡治疗食管癌要抗癌解毒贯穿始终，并辅以适当的益气扶正。消癌解毒方就是根据"癌毒"理论所组的治疗食管癌的方剂。

周仲瑛旋覆代赭汤合左金丸加减

【出处】《当代名老中医典型医案集》内科分册，人民卫生出版社，2009

【组成】旋覆花 5g（包）　代赭石 25g　法半夏 10g　黄连 3g　吴茱萸 3g　肿节风 20g　桃仁 10g　失笑散 10g（包）　南沙参 10g　北沙参 10g　麦冬 10g　太子参 10g　丹参 15g　公丁香 5g　炙刺猬皮 15g　煅瓦楞子 20g　独角蜣螂 2 只　蜈蚣 3 条　威灵仙 15g　白花蛇舌草 20g　石打穿 20g　红豆杉 15g

【功用】和胃降气，化痰祛瘀，益气生津，解毒抗癌。

【主治】食管癌，中分化腺状细胞癌；噎膈（食管癌放疗后）痰气瘀阻证。

【用法】水煎服，每日 1 剂。嘱少量多次，频频而服。

【宜忌】忌食辛辣、刺激性食物及海鲜等发物。

周仲瑛自拟方一

【出处】《南京中医药大学学报》，1996（3）：40–41

【组成】太子参 15g　党参 12g　旋覆花 6g（包）　代赭石 10g　法半夏 12g　丁香 5g　麦冬 10g　沙参 10g　丹参 12g　黄连 3g　八月札 10g　瓦楞子 15g　五灵脂 10g（包）　蒲黄 10g（包）　莪术 10g

【主治】食管癌。证属胃虚气滞，津气两伤，痰瘀交阻。

【用法】水煎服，每日 1 剂，早晚分服。

【论述】此方体现了周教授辨病与辨证相结合的学术思想。周教授在中医辨证定方的基础上，结合食管癌的特点，对照现代中药药理研究结果，在方中有针对性地选择了丹参、黄连、八月札、瓦楞子、莪术等具有抗消化系统癌肿作用的药物。这既体现了中医辨证立方的思想，又提高了中医用药的针对性、有效性。

周仲瑛自拟方二

【出处】孙杰.基于数据挖掘的周仲瑛教授治疗食管癌病案回顾性研究［D］.南京：南京中医药大学，2010

【组成】旋覆花 5g（包） 代赭石 25g 法半夏 12g 公丁香 5g 川连 4g 太子参 10g 北沙参 10g 麦冬 10g 藿香 10g 苏叶 10g 吴茱萸 3g 瓦楞子 25g（煅）刺猬皮 15g（炙） 泽漆 15g 仙鹤草 15g 陈皮 6g 竹茹 6g 白花蛇舌草 20g 石打穿 20g 半枝莲 2g 失笑散 10g（包煎） 茜草根 10g 鸡内金 10g（炙） 六神曲 10g（炒）

【功用】化痰散瘀，和胃降逆，益气养阴。

【主治】食管癌，证属痰气瘀阻，胃失和降，津气两伤。

【用法】水煎服，每日 1 剂，早晚分服。

周仲瑛自拟方三

【出处】孙杰.基于数据挖掘的周仲瑛教授治疗食管癌病案回顾性研究［D］.南京：南京中医药大学，2010

【组成】太子参 12g 潞党参 10g 焦白术 10g 茯苓 10g 甘草 3g（炙） 枳壳 10g（炒） 南沙参 10g 北沙参 10g 大麦冬 10g 仙鹤草 15g 生薏仁 15g 石打穿 20g 刺猬皮 12g（炙） 肿节风 15g 威灵仙 12g 瓦楞子 20g（煅） 桃仁 10g 白花蛇舌草 20g 鸡内金 10g（炙）

【功用】益气健脾养阴，兼清利湿热、化痰散瘀。

【主治】食管癌。证属脾胃虚弱，津气两伤，湿热痰瘀互结，健运失司。

【用法】水煎服，每日 1 剂，早晚分服。

朱良春扶正降逆通幽汤

【出处】《云南中医学院学报》，2016（2）：84-87

【组成】仙鹤草80g　生黄芪40g　旋覆花15g（包煎）　代赭石30g　法半夏12g　陈皮6g　守宫12g　蜂房12g　生薏苡仁30g　生白术40g

【主治】进食梗咽、呕吐痰涎、反酸、胸背疼痛、消瘦、乏力、大便干结。

【加减】兼有嗳气或呃逆，或呕吐痰涎者，加醋柴胡、木香、广郁金、生白芍等；兼泛吐黏痰者，舌质紫或伴瘀斑者，加莪术、莱菔子、生水蛭等；兼口干咽燥，五心烦热，大便干结，舌红少苔者，加珠儿参、沙参、麦冬、石斛、玉竹等；兼痰涎壅盛，恶心呕吐者，加山药、茯苓、苍术、厚朴、砂仁等；兼形寒气短，下肢浮肿者，加生晒参、附子、干姜、茯苓等。

【用法】每日1剂，水煎，分早、中、晚服用，3个月为1个疗程，共治疗2个疗程。

朱良春抗癌单刃剑方

【出处】《朱良春精方治验实录》，人民军医出版社，2010

【组成】仙鹤草50～90g　白毛藤30g　龙葵25g　槟榔15g　制半夏10g　甘草5g

【功用】解毒抗癌，镇静镇痛。

【主治】食管癌、胃癌、肺癌、肝癌、乳腺癌等多种癌症。

【加减】胃癌加党参15g，白术10g，茯苓15g；食管癌加急性子30g，六神丸每次10粒含化，每日2～3次；肺癌加白茅根30g，黄芪25g，瓜蒌20g；肝癌加莪术15g，三棱15g；乳腺癌加蒲公英30g，紫花地丁30g；鼻咽癌加金银花30g，细辛3g，大枣5枚；肠癌加皂角刺25g，地榆30g，酒大黄10g；胰腺癌加郁金15g，锁阳10g。

【用法】仙鹤草要单独煎煮，煎取汁备用，其他药物一同煎取汁，和仙鹤草煎汁混合，1次顿服，每日1次即可。若饮药有困难，可分次服，1日内饮完。

朱良春利膈散

【出处】《朱良春精方治验实录》，人民军医出版社，2010

【组成】守宫 30g　全蝎 30g　蜂房 30g　僵蚕 30g　赭石 30g（煅）

【功用】抗癌消瘤，软坚破结，降气利脱。

【主治】晚期食管癌。本方有宽膈、消瘤、降逆之功，能缓解梗阻，改善吞咽困难，延长存活期，部分食管狭窄减轻或癌灶消失。

【用法】共研极细末。每服 4g，每日 3 次。

朱良春藻蛭散

【出处】《求医问药》，2011（2）：50

【组成】海藻 30g　生水蛭 6g

【主治】食管癌。

【用法】将上述药物一起研成极细末，每次用黄酒、温水各半冲服 6g，每日服 2 次。

【论述】此方具有软坚化瘀、消痰散结的功用，适合有舌苔腻、舌质紫、舌边有瘀斑、脉细滑或细涩等痰瘀互结症状的食管癌患者使用。

附　预防食管癌癌前病变方剂

✦ 近现代名老中医经验方 ✦

胡冬菊天龙合剂

【出处】《河北中医药学报》，2007（6）：5-6

【组成】天龙（壁虎）4g　冬凌草 30g　菝葜 30g　藤梨根 30g　人参 30g　黄芪 30g　云苓 20g　生薏苡仁 30g　山楂 15g　莪术 15g　八月札 30g

【主治】食管癌癌前病变。

【用法】水煎服，每日 1 剂，早晚分服。

史兰陵梅核气验方

【出处】《古今名医临证实录丛书：肿瘤》，中国医药科技出版社，2013

【组成】玄参 30g　生地黄 30g　麦冬 9g　天花粉 9g　山豆根 9g　木香 9g　桔梗 9g　枳实 9g　槟榔 9g　厚朴 9g　甘草 3g

【主治】早期食管癌。既能预防恶变，也能治疗恶变，防治兼之。

【用法】水煎服，每日 1 剂，早晚分服。

第二章　治疗食管癌并发症方剂

一、残余癌性转移

✦ 近现代图书和期刊方 ✦

僵蚕蛇蜕方

【出处】《上海中医药杂志》，1965（10）：16

【组成】僵蚕 6g　蛇蜕 6g　露蜂房 6g　乌梅 15g　川连 4.5g　党参 9g　枳实 4.5g　玄参 9g　贝母 9g　炒白芍 9g　茯苓 12g　姜半夏 9g　橘红 9g　干姜 1.5g

【主治】食管癌，用于淋巴结已有转移者。

【用法】水煎服，每日 1 剂，早晚分服。

✦ 近现代名老中医经验方 ✦

史兰陵理气汤

【出处】《古今名医临证实录丛书：肿瘤》，中国医药科技出版社，2013

【组成】沉香 6g　木香 6g　桃仁 6g　昆布 15g　海藻 15g　当归 9g　陈皮 9g　代赭石 12g

【主治】气滞型食管癌，伴淋巴结转移。

【用法】水煎服，每日 1 剂，早晚分服。

张伯刚自拟方十

【出处】《张伯刚临证验方集》，山西科学技术出版社，2018

【组成】硼砂 1.2g　全蝎 1.2g　朱砂 1.2g

【主治】食管癌转移颈淋巴肿大。

【用法】共为细末。每日 1 剂，分 2 次冲服。

二、肺部并发症

✦ 古代医籍方 ✦

白术散

方一

【出处】（宋）王怀隐等《太平圣惠方》卷五十一

【组成】白术一两　半夏三分（汤洗七遍去滑）　赤茯苓二两　人参三分（去头芦）　桂心三分　甘草一分（炙微赤，锉）　附子一两（炮裂，去皮脐）　前胡一两（去芦头）

【主治】痰冷癖饮，胸膈满闷，不能下食。

【用法】上药捣筛为散。每服五钱。以水一大盏，入生姜半分，煎至五分。去滓。不计时候热服。

方二

【出处】（宋）王怀隐等《太平圣惠方》卷五十一

【组成】白术一两　陈橘皮一两（汤浸去白瓤，焙）　丁香半两　赤茯苓半两　半夏半两（汤洗七遍去滑）　附子半两（炮裂，去皮脐）　桂心半两　前胡一两（去芦头）　甘草半两（炙微赤，锉）

【主治】胸膈留饮，腹中虚满。气逆不下饮食。

【用法】上药捣粗罗为散。每服五钱。以水一大盏，入生姜半分，枣三枚，煎至六（五）分，去滓。不计时候温服。

方三

【出处】（宋）王怀隐等《太平圣惠方》卷五十

【组成】白术一两　吴茱萸半两（汤浸七遍，焙干，微炒）　高良姜一两（锉）　桂心一两　人参一两（去芦头）

【主治】食讫醋咽多噫，食不下，脾胃虚冷。

【用法】上药捣粗罗为散。每服三钱。以水一中盏，入生姜半分，煎六分，去滓。不计时候稍热服。

槟榔枳壳丸

【出处】（元）许国祯《御药院方》卷三

【组成】槟榔四钱 木香四钱 丁香皮半两 厚朴半两（姜制） 青皮半两 陈皮半两 当归半两 玄胡半两 枳壳半两 荆三棱半两 蓬莪术半两 雷丸半两 牵牛二两 萝卜子二两（炒）

【功用】宽中利膈，行滞气，消饮食。

【主治】胸膈噎塞，腹胁胀满，心下痞痛，大小便不利，及一切气滞不匀。

【用法】上为细末，醋面糊为丸，如梧桐子大。每服五六十丸，食后生姜汤送下。

除痰丸

【出处】（元）许国祯《御药院方》卷五

【组成】天南星二两（炒） 半夏二两（汤洗七次） 蛤粉一两（微炒） 皂角大一挺（去皮弦子，用水一大盅揉汁）

【主治】宿饮不消，咽膈不利，咳嗽痰涎，头目昏运。

【用法】上除皂角汁，三味共为细末，以皂角汁调面糊和丸，如梧桐子大。每服三十丸，食后生姜汤下，渐加至五十丸，临卧更进一服。

【宜忌】忌甜物。

荡胸汤

【出处】（清）张锡纯《医学衷中参西录》卷二十五

【组成】瓜蒌仁二两（新炒者，捣） 生赭石二两（研细） 紫苏子六钱（炒捣）

芒硝四钱（冲服）

【主治】寒温结胸。其证胸膈痰涎，与外感之邪互相凝结，上塞咽喉，下滞胃口，呼吸不利，满闷短气，饮水不能下行，或转吐出，兼治疫证结胸。

【用法】用水四盅，煎取清汁两盅，先温服一盅。结开，大便通行，停后服。若其胸中结犹未开，过两点钟，再温服一盅。若胸中之结已开，而大便犹未通下，且不觉转矢气者，仍可温服半盅。

干咽妙功丸

【出处】（宋）赵佶《圣济总录》卷六十二

【组成】硼砂二钱匕（研，抄末） 丹砂四钱（研，抄末） 硇砂一钱（飞，研，抄末） 巴豆霜三钱匕（抄末） 桂末半两 益智仁末半两

【主治】膈气。咽喉噎塞，咳嗽上气，痰盛喘满，气道痞滞，不得升降。

【用法】上六味。拌和令匀。用糯米粥和丸，如麻子大。每服一丸或两丸，食后临寝干咽。

诃黎勒汤

【出处】（宋）赵佶《圣济总录》卷六十二

【组成】诃黎勒一两（煨，去核） 木香一两 人参半两（去头芦） 青橘皮半两（汤浸去白，焙） 厚朴一两（去粗皮，涂生姜汁，炙） 沉香半两（锉） 益智仁半两（去皮） 桂半两（去粗皮） 槟榔半两（锉） 枇杷叶半两（炙，去毛） 荜澄茄半两 赤茯苓半两（去黑皮） 高良姜半两 白豆蔻半两（去皮） 白术半两 前胡一两（去头芦） 甘草半两（炙微赤，锉）

【主治】五膈气，胸中烦满，痞塞不通，心腹虚胀，心下结实，饮食不下。

【用法】上一十七味。粗捣筛。每服三钱匕。水一盅，入生姜三片，同煎至七分，去滓热服，不计时候。

降气汤

【出处】（明）孙文胤《丹台玉案》卷四

【组成】木香二钱　当归二钱　苏子二钱　生地黄二钱　缩砂仁一钱　丁香一钱　山楂一钱　青皮一钱　枳壳一钱　大腹皮一钱

【主治】胃膈作痛，胀闷喘急，饮食难进。

【用法】水煎，温服。

桔梗散

【出处】（宋）孙尚《传家秘宝脉证口诀并方》卷中

【组成】半夏三分（浆水煮四五沸，切，培干）　桔梗一两　桑白皮一两（炙）天南星一两（洗过）

【主治】脾肺寒热，劳痰嗽，不下食，及痰盛呕哕咳嗽者。

【用法】上为末。每服二钱，水二盅，加生姜半分，细切，同煎至半盅，去姜和滓，细呷服，一日三次；久虚痰嗽，劳疾，食后临卧服。

橘杏麻仁丸

【出处】（宋）杨士瀛《仁斋直指方论》卷七

【组成】橘皮三两（炙）　杏仁三两（去皮尖）　麻子仁三两（去壳）　郁李仁五钱（去壳）

【主治】噎膈，大便燥结。

【用法】上除橘皮为末，三仁俱捣成膏，用枣仁去核，以石臼内三味，捣和，丸如梧桐子大。每服五六十丸，煎枳实汤送下，食前服。

升阳汤

【出处】（金）李杲《兰室秘藏》卷下

【组成】青皮二分 槐子二分 生地黄三分 熟地黄三分 黄柏三分 当归身四分 甘草梢四分 苍术五分 升麻七分 黄芪一钱 桃仁十个（另研）

【主治】膈咽不通，逆气里急，大便不行。

【用法】上哎咀，如麻豆大。都作一服，入桃仁泥，水二大盏，煎至一盏，去渣，稍热，食前服。

透膈汤

【出处】（明）李恒《袖珍方》卷二

【组成】木香 白豆蔻 缩砂仁 槟榔 枳壳 厚朴 半夏 青皮 陈皮 甘草 大黄 朴硝各等分

【主治】脾胃不和，中脘气滞，胸膈满闷，噎塞不通，噫气吞酸，胁肋刺胀，呕逆痰涎，食饮不下。

【用法】每服一两，水二盏，加生姜三片，枣子一枚，煎至一盏，去滓，通口服食后。

小丁香丸

【出处】（宋）太平惠民和剂局《太平惠民和剂局方》卷三

【组成】五灵脂十二两 丁香一两半 木香三两 肉豆蔻三十个（去壳） 巴豆二百一十个（去皮出油）

【功用】消积滞生冷，留饮宿食，止痰逆恶心，霍乱呕吐。

【主治】心腹胀闷，胁肋刺痛，胸膈痞满，噎塞不通。

【用法】上为细末，入巴豆令匀，面糊和丸得所，丸如黍米大。每服五丸至七丸，温生姜汤送下，橘皮汤亦得，食后服；如霍乱吐逆，煎桃叶汤放冷送下。小儿吐逆不定，三岁儿服三丸，五岁以下服四丸，用生姜桃叶汤送下。

紫苏子丸

【出处】（宋）王怀隐等《太平圣惠方》卷三

【组成】紫苏子二两（拣净） 陈皮二两（去白） 人参一两（去芦头） 高良姜一两（炒） 肉桂一两（去粗皮）

【主治】一切气逆，胸膈噎闷，心腹刺痛，胁肋胀满，饮食不消，呕逆欲吐，及治肺胃伤冷，咳嗽痞满，或上气奔急，不得安卧。

【用法】上五味，为细末，炼蜜丸，如弹子大，每服一丸，细嚼，温酒下，米饮亦得，不拘时，或作小丸服亦得。若食瓜脍生冷，觉有所伤，噫气生熟，欲成霍乱者，含化一丸，细细咽汁，服尽应时立愈。

✦ 近现代图书和期刊方 ✦

旋石汤

【出处】《中医癌瘤证治学》，陕西科学技术出版社，1989

【组成】旋覆花 12g 山豆根 10g 清半夏 15g 代赭石 30g 白芍 20g 柴胡 15g 郁金 15g 茯苓 20g 瓦楞子 30g 川楝子 15g 蜂房 10g 全蝎 10g 料姜石 60g

【功用】疏肝解郁，降逆止呕，解毒消肿。

【主治】食管癌进食梗阻，胸闷胁胀，胸背隐痛，烦躁失眠，纳食不舒，呃逆时作，舌淡苔白腻，脉细弦。

【用法】水煎服，每日 1 剂，早晚分服。

✦ 近现代名老中医经验方 ✦

杨少山无名汤

【出处】《肿瘤古今名医临证实录丛书》，中国医药科技出版社，2013

【组成】生赭石 60g　旋覆花 12g（包）　生水蛭 6g　大蜈蚣 8 条　生牡蛎 60g　海浮石 15g　党参 24g　鸡内金 15g　生麦芽 15g　紫苏子 9g　青竹茹 15g　白茅根 30g

【主治】胸闷瘀重，吐黏沫较多，汤水不能进者。

【用法】水煎服，每日 1 剂，早晚分服。

杨少山旋梨汤

【出处】《肿瘤古今名医临证实录丛书》，中国医药科技出版社，2013

【组成】旋覆花 12g（包）　藤梨根 30g　清半夏 15g　代赭石 30g　陈皮 10g　郁金 15g　蜂房 10g　重楼 10g　茯苓 30g　瓦楞子 30g　山豆根 10g　杏仁 15g　料姜石 60g

【功用】化痰祛瘀，降逆镇冲，宽胸理气，散结止呕，消痰利水。

【主治】食管癌气滞痰郁，胀满恶心、痰多、频吐涎沫者。

【用法】每日 1 剂，1 剂药水煎 2 遍，合在一起，分 2 次服。

【论述】本方以杏仁、清半夏、陈皮化痰止呕，宽胸理气；旋覆花、代赭石、瓦楞子、料姜石降逆镇冲，软坚散结；郁金、茯苓解郁渗湿；藤梨根、蜂房、重楼、山豆根清热解毒，消肿止痛。

三、吻合口狭窄

✦ 古代医籍方 ✦

八仙膏

【出处】（明）龚廷贤《万病回春》卷三

【组成】生藕汁一盅　生姜汁一盅　梨汁一盅　萝卜汁一盅　甘蔗汁一盅　白果汁一盅　竹沥汁一盅　蜂蜜一盅

【主治】噎食。

【用法】上各汁一盏加一处，盛饭甑蒸熟，任意食之。

沉香丸

方一

【出处】（宋）赵佶《圣济总录》卷六十七

【组成】沉香一钱　干姜一钱（炮）　羌活一钱（去芦头）　楝实一钱　木香一钱　甘草一钱（炙，锉）　肉豆蔻一钱（去壳）　诃黎勒皮一钱　延胡索一钱　肉苁蓉一钱（酒浸，切，焙）　芎𬜬一钱　当归一钱（焙）　蓬莪术一钱（煨，锉）　茴香子一钱（炒）　乌头一钱（生，去皮脐）　天麻一钱　人参一钱　丁香半两（大者）　白檀香半两（锉）　青橘皮一两半（去白，焙）　附子一两半（炮裂，去皮脐）　肉桂一两半（去粗皮）　巴戟天一两半（去心）　牛膝一两半（酒浸，切，焙）　蒺藜子二两（炒去角）　丹砂一分（研）

【主治】一切冷气。两胁胀痛。背髀拘急。疼痛。饮食减少。噎塞不通。真气虚弱。精神昏暗。困倦少力。

【用法】上二十六味，捣罗二十五味为末。入丹砂再同研匀。炼蜜为丸，如鸡头大。每服一丸。煨生姜橘皮汤嚼下。空心食前各一服。温酒下亦可。

方二

【出处】（明）朱橚《普济方》卷一八四

【组成】川白芷一两　乌药二两　香附子三两

【主治】一切冷气，攻刺心痛，胁肋胀满，噎塞噫气吞酸。

【用法】上酒煮糊为丸，如梧桐子大，盐汤酒任意下三五十丸，空心送下。

【备注】本方名沉香丸，但方中无沉香，疑脱。

开胃正气散

【出处】（宋）张锐《鸡峰普济方》卷二十

【组成】丁香一两　沉香一两　藿香一两　黄橘皮一两　半夏一两　厚朴一两　甘草一两　人参一两

【主治】真元亏耗，荣卫劳伤，邪气乘袭，阴阳交错，胃膈噎闷，不思饮食，或气痞多痰，或呕逆泻痢，或气结肿满，或山岚瘴气久不能除，寒热时作，赢瘦劣弱；又治中暑烦躁，痰逆头眩；疗伤寒阴阳不正，变证多端。

【用法】上为粗末。每服二钱，水一盏，生姜三片，煎至七分，去滓，食前温服。

利膈丸

【出处】（金）李杲《医学发明》卷一

【组成】木香七钱　槟榔七钱半　厚朴二两（姜制）　人参一两　藿香叶一两　当归一两　炙甘草一两　枳实一两（麸炒）　大黄二两（酒浸，焙）

【主治】胸中不利，痰嗽喘促，脾胃壅滞。

【用法】上为细末，滴水为丸，或少用蒸饼亦可，如梧桐子大。每服三五十丸，食后诸饮送下。

七宝丹

【出处】（明）吴球《活人心统》卷三

【组成】乳香一钱五分　雄黄一钱　硼砂一钱　绿豆四十九粒　乌豆四十九粒　乌梅十三枚

【主治】噎食。七情感伤，气郁于中，变成呕吐或噎食不通，大便秘结，粪如羊屎者。

【用法】上为末，乌梅肉捣丸如弹子大，以雄黄为衣。每服一丸，细嚼吞下，用蒸水饮之。如再发，再服一丸。

守中金丸

【出处】（宋）太平惠民和剂局《太平惠民和剂局方》卷三

【组成】干姜（炮）甘草（燂）苍术（米泔浸）桔梗（去芦）各等分

【功用】温脾暖胃，消痰逐饮，顺三焦，进美饮食，辟风寒湿冷。

【主治】中焦不和，脾胃积冷，心下虚痞，腹中疼痛，或饮酒过多，胸胁逆满，噎塞不通，咳嗽无时，呕吐冷痰，饮食不下，噫醋吞酸，口苦失味，怠惰嗜卧，不思饮食；伤寒时气，里寒外热，霍乱吐利，心腹绞痛，手足不和，身热不渴，及肠鸣自利。米谷不化；脾胃留湿，体重节痛，面色萎黄，肌肉消瘦。

【用法】上为细末，炼蜜为丸，如弹子打。每服一丸，食前嚼服，以沸汤送下。

铁刷汤

【出处】（明）朱橚《普济方》卷一六七

【组成】半夏四钱（汤泡）草豆蔻三分 丁香三分 干姜三分（炮）诃子皮三分 生姜一两

【主治】积寒痰饮，呕吐不止，胸膈不快，不下饮食。

【加减】大吐不止，加附子三钱、生姜半两。

【用法】上六味㕮咀，水五盏，煎至二盏半，去渣，分三服，无时。

鲜乳粥

【出处】（明）朱权《臞仙神隐》

【组成】牛乳 米汤

【功用】大助元气。

【用法】牛乳味甘无毒，生微寒，熟补虚赢，止烦渴，除风热，润脾胃，养心肺，解诸热风毒，用黄牛乳，水牛不用，凡煮粥半熟去米汤，下牛乳代米粥，煮之候熟，挹置碗中，每碗下真酥半两，置碗上溶如油遍复粥上，食时旋搅。甘美无比，大助元气。

✦ 近现代图书和期刊方 ✦

加味小金丹

【出处】《中草药验方选编》，内蒙古自治区人民出版社，1972

【组成】白胶香 9g 草乌 9g 五灵脂 9g 地龙 9g（血压低可减少） 乳香 9g（制） 没药 9g（制） 当归 9g 白术 9g 陈皮 9g 儿茶 6g 土鳖虫 9g（制） 麝香 0.03g

【主治】食管癌，咽下疼痛者。

【用法】共为细末，最后加入麝香，炼蜜丸，每丸 1g。每日 2 次。

沙参旋覆汤

【出处】《赵绍琴临证 400 法》，人民卫生出版社，2006

【组成】沙参 30g 旋覆花 9g（包） 丹参 12g 川贝母 3g（研冲） 苏木 9g 三七粉 2g（冲）

【主治】噎膈，素体阴分不足，或久病津液枯槁，形体消瘦，面色暗浊，大便艰涩，甚则状如羊屎，舌红苔白，脉弦细。润燥生津，和血止噎。

【加减】若兼阴虚肝经郁热时，可加疏肝泄热之品，如川楝子 10g，牡丹皮 10g，郁金 6g；若因郁结而胃肠滞热不清者，酌情加开郁化滞之品，如枳实 6g，焦麦芽 10g，焦山楂 10g，焦神曲 10g，槟榔 10g；若大便秘结者，再加大黄粉 2g（冲），凡有湿郁，气机不畅者，滋腻厚重药物一定慎用。

【用法】水煎服，每日 1 剂，早晚分服。

食管癌梗阻合方

【出处】《上海中医药杂志》，1982（7）：21

【组成】①化痰散结方：生半夏 30～90g　生南星 30～90g　蛇六谷 30～90g（皆先煎 2 小时以上）党参 15g　震灵丹 12g　枸橘叶 30g　黄附片 15～30g（先煎）蜣螂虫 9～12g　黄药子 9～12g

②行气化瘀方：急性子 30g　水红花子 30g　留行子 30g　藤梨根 60g（先煎 2 小时）天龙（壁虎）9g　石斛 9g　石见穿 90g　石打穿 90g　半枝莲 60g　莪术 9g

【主治】食管癌梗阻。方①多应用于痰浊壅盛型。方②多应用于气滞血瘀型。

【用法】中药水煎取汁噙化或灌肠。方②加用斑蝥注射液每天 1 支，各支 0.25mg。

【备注】震灵丹组成：禹余粮 120g（火煅醋淬，不计遍数，以手捻得碎为度）紫石英 120g　赤石脂 120g　丁头代赭石 120g（如禹余粮炮制）（以上四味，并作小块，入坩锅内，盐泥固济，候干，用炭煅通红，火尽为度，入地坑埋，出火毒二宿）滴乳香 60g（别研）五灵脂 60g（去沙石，研）没药 60g（去沙石，研）朱砂 30g（水飞过）。上药共八味，并为细末，以糯米粉煮糊为丸，如小鸡头子大，晒干出光。每次 1 粒，空腹时用温酒或冷水送下。

桃葵汤

【出处】《中医癌瘤证治学》，陕西科学技术出版社，1989

【组成】旋覆花 12g（包）代赭石 30g　山豆根 10g　郁金 15g　丹参 30g　龙葵 10g　陈皮 10g　当归 15g　槐仁 10g　红花 10g

【功用】活血化瘀，清热解毒，降逆镇冲。

【主治】食管癌吞咽困难，胸闷疼痛，咽下痛剧，口渴烦热，大便干结，小便黄赤，舌绛瘀斑，苔厚腻，脉细弦或细涩。

【用法】水煎服，每日 1 剂，早晚分服。

鲜半夏方

【出处】《新中医》，1988，20（1）：34

【组成】鲜半夏

【主治】食管癌、贲门癌，伴梗阻。

【用法】取鲜品剥去外皮，捣成糊状制丸，每次用2g，置于舌根部咽下，日服3～4次。若能使梗阻缓解可继续用药，但一般不超过30天。食管黏膜有炎症反应时用10%链霉素液口服；痉挛者用1%～2%的奴夫卡因液治疗。同时可用支持疗法及中西医抗癌法。

✦ 近现代名老中医经验方 ✦

龚建强自拟方一

【出处】《光明中医》，2008（5）：649-650

【组成】半夏18g 附子1.5～3g 栀子9g

【主治】罹患食管癌，而有咽下困难、呕吐等症状。

【用法】水煎服，每日1剂，分3次服。

龚建强自拟方三

【出处】《光明中医》，2008（5）：649-650

【组成】硼砂60g 礞石45g 火硝30g 硇砂9g 梅冰片9g 沉香9g

【主治】各种食管癌晚期，突然食管出现堵塞、滴水不能下咽时服用。

【用法】上药共研细面，过100目筛，密贮瓶内备用。用时取约1g含化咽下，不可用开水送服，每30分钟含咽1次，直到肿消，痰涎吐尽，饮水得下时，即改为3小时服1次，再服3次即停止。注意不可多服常服。

李海舟紫硇粉

【出处】《中国肿瘤》，2013（11）：909–913

【组成】紫硇砂 30g　牛黄 10g　鲜地龙 40g

【主治】食管癌吞咽困难患者。

【用法】水煎服，每日 1 剂，早晚分服。

史兰陵四磨汤

【出处】《古今名医临证实录丛书：肿瘤》，中国医药科技出版社，2013

【组成】太子参 12g　乌药 9g　槟榔 10g　沉香 9g　苏子 10g　香附 9g　黄连 5g　陈皮 10g　瓜蒌 12g　砂仁 6g　清半夏 10g　木香 9g

【主治】食管癌，饮食难进、胸膈隐痛。

【用法】水煎服，每日 1 剂，早晚分服。

史兰陵镇痛丸

【出处】《古今名医临证实录丛书：肿瘤》，中国医药科技出版社，2013

【组成】马前子粉 15g　乳香 15g　没药 15g　五灵脂 15g　冰片 3g

【主治】食管癌，痛甚者。

【用法】共为细末，炼蜜为丸，共制作 9 丸。每次 1 丸，早晚各 1 次。

史兰陵滋血利膈润肠汤

【出处】《古今名医临证实录丛书：肿瘤》，中国医药科技出版社，2013

【组成】当归 10g　熟地黄 12g　枸杞 12g　龙眼肉 10g　麻仁 10g　郁李仁 10g　川牛膝 10g

【主治】食管癌，真阴枯槁，大便秘结。

【用法】水煎服，每日 1 剂，早晚分服。

史兰陵自拟方

【出处】《古今名医临证实录丛书：肿瘤》，中国医药科技出版社，2013

【组成】板蓝根 30g　猫眼草 30g　人工牛黄 2g　硇砂 3g　威灵仙 60g　胆南星 10g

【功用】清热，祛痰涎，镇痛。

【主治】食管癌，火热毒郁咽下痛。

【用法】制成浸膏干粉。每次 1.5g，每日 4 次。

邢子亨灵仙汤

【出处】《肿瘤防治全攻略》，中国中医药出版社，2017

【组成】威灵仙 20g　猪苓 15g　赤小豆 20g　排骨 100g　食盐　葱　蒜　姜适量

【功用】消肿止痛。

【主治】食管癌吞咽困难。

【用法】将配料置锅内煮 2 小时。后加入药物，水煎服，每日 1 剂，早晚分服。

邢子亨食道癌第 2 方

【出处】《古今名医临证实录丛书：肿瘤》，中国医药科技出版社，2013

【组成】瓜蒌 24g　桔梗 9g　金银花 15g　黄连 9g　枳壳 9g　旋覆花 12g（包

煎） 生赭石 24g　南红花 6g　赤芍 12g　归尾 24g　醋三棱 3g　醋莪术 3g　白花蛇舌草 15g　甘草 6g

【功用】清热利肠，疏肝健胃。

【主治】胸膈结热，食管肿痛，咽下困难者。

【用法】水煎服，每日 1 剂，早晚分服。

邢子亨食道癌第 3 方

【出处】《古今名医临证实录丛书：肿瘤》，中国医药科技出版社，2013

【组成】瓜蒌 24g　枳壳 9g　陈皮 12g　莱菔子 12g　沉香 9g　旋覆花 12g（包煎） 生赭石 24g　肉桂 6g　附子 6g　炒槟榔 12g　炒山药 18g　山萸肉 12g　党参 12g　醋三棱 3g　醋莪术 3g　甘草 6g（炙）

【功用】疏肝理气，温中健胃。

【主治】食管癌肝胃不和兼中寒，消化不良，食后腹胀，嗳气不舒者。

【加减】便秘，加火麻仁 24g，郁李仁 24g，肉苁蓉 15g；气虚，加人参 9g；肾虚腰困，加黄精 18g，鹿茸 5g（分 2 次冲服）。

【用法】水煎服，每日 1 剂，早晚分服。

杨少山参芪赭花汤

【出处】《肿瘤古今名医临证实录丛书》，中国医药科技出版社，2013

【组成】党参 15g　黄芪 30g　知母 10g　丹参 30g　龙眼肉 15g　法半夏 15g　天冬 15g　肉苁蓉 30g　旋覆花 15g（包） 代赭石 30g　红花 10g　金银花 20g　柿饼霜 10g

【功用】补中益气，降逆镇冲，养血润便，消炎止痛。

【主治】食管癌发噎，或食管部位疼痛，大便干燥者。

【用法】水煎服，每日 1 剂，早晚分服。

【论述】本方用半夏、旋覆花、代赭石降逆镇冲，行水下气，消炎，通血脉；

红花、丹参活血化瘀；黄芪、党参、天冬、肉苁蓉、知母、龙眼肉补中益气，润肠通便；金银花、柿饼霜清热解毒，消炎止痛。

杨少山参赭三甲汤

【出处】《肿瘤古今名医临证实录丛书》，中国医药科技出版社，2013

【组成】旋覆花 10g（包）　代赭石 30g　党参 10g　清半夏 15g　龟甲 15g　鳖甲 15g　牡蛎 15g　瓦楞子 30g　蜂房 10g　黄芪 30g　山豆根 10g　赤芍 15g　鸡血藤 30g

【功用】补中益气，平镇降逆，软坚化瘀，消炎解毒。

【主治】食管癌仅能进食流食，或咽水困难者。

【用法】水煎服，每日 1 剂，早晚分服。

【论述】本方以旋覆花、代赭石、清半夏平镇降逆，化痰理气；龟甲、鳖甲、牡蛎、瓦楞子、赤芍、鸡血藤软坚破积，滋阴养血；蜂房、山豆根消肿止痛，清热解毒；黄芪、党参补气扶正。

杨少山桃葵汤

【出处】《肿瘤古今名医临证实录丛书》，中国医药科技出版社，2013

【组成】旋覆花 12g　代赭石 30g　山豆根 10g　郁金 15g　丹参 30g　龙葵 10g　陈皮 10g　当归 15g　桃仁 10g　红花 10g

【功用】清热解毒，活血化瘀，消滞解郁，理气止痛，降逆镇冲，和胃理脾，软坚散结。

【主治】食管癌瘀毒凝滞，胸背疼痛，咽下痛剧，舌绛有瘀斑，尖边紫暗者。

【用法】水煎服，每日 1 剂，早晚分服。

【论述】本方用桃仁、红花、丹参活血化瘀，消滞散结；旋覆花、代赭石降逆镇冲；龙葵、山豆根清热解毒；陈皮、郁金、当归止痛养血，和胃解郁。

于余辛食管癌方一

【出处】《常见肿瘤中医临证康复》，科学技术文献出版社，2015

【组成】山豆根 15g　生黄芪 90g　蜂房 15g　旋覆花 15g（包）　娑罗子 15g　代赭石 15g　青果 15g

【功用】降逆镇冲，软坚消痞，活血化瘀，理气止痛，化痰养血，补气扶正，促进新陈代谢。

【主治】食管癌初起仅觉梗噎，梗噎日渐加重之症状。

【用法】共研为细末，水泛为丸，为绿豆大小，每次服用 3～6g，每日 3 次，温开水送下。

【论述】本方用山豆根、蜂房清热解毒，消肿止痛，软坚消痞；生黄芪补气扶正，促进机体新陈代谢；旋覆花、代赭石降逆镇冲；娑罗子、青果化痰润燥，理气止痛。综合配伍，本方有降逆镇冲、软坚消痞、活血化瘀、理气止痛、化痰养血、补气扶正、促进新陈代谢之功用。

于余辛食管癌方二

【出处】《常见肿瘤中医临证康复》，科学技术文献出版社，2015

【组成】党参 15g　生黄芪 30g　知母 10g　丹参 30g　龙眼肉 15g　清半夏 15g　天冬 15g　肉苁蓉 30g　旋覆花 10g（包）　代赭石 30g　红花 10g　金银花 20g　柿饼霜 10g

【功用】补中益气，降逆镇冲，通便养血，消炎止痛。

【主治】食管癌晚期，梗噎加重。

【用法】水煎服，每日 1 剂，早晚分服。

【论述】本方用清半夏、旋覆花、代赭石降逆镇冲，行水下气，化痰，通血脉；红花、丹参活血化瘀；党参、生黄芪、天冬、肉苁蓉、知母、龙眼肉补中益气，润便养血；金银花、柿饼霜清热解毒，消炎止痛。诸药合用，有补中益气、降逆镇冲、通便养血、消炎止痛之功用。

四、反流性食管炎

✦ 古代医籍方 ✦

赤茯苓丸

【出处】（宋）王怀隐等《太平圣惠方》卷五十

【组成】赤茯苓一两　陈橘皮三两（汤浸去白瓤，炒）　大麦蘖一两（炒微黄）桂心二两　干姜一两（炮裂，锉）　人参一两（去芦头）　神曲二两（炒微黄）　木香一两　诃黎勒皮二两　甘草半两（炙微赤，锉）

【主治】五膈气滞，食宿不消，呕吐酸水，腹胀不能下食。

【用法】上药捣罗为末。炼蜜和捣二三百杵，丸如梧桐子大。每服不计时候，以生姜汤送下三十丸。

大橘皮丸

【出处】（宋）张锐《鸡峰普济方》卷十二

【组成】陈皮四两　肥生姜三两　丁香半两　人参二两

【功用】调中顺气，开胃进食。

【主治】伤冷，胸膈噎塞，吞酸。

【用法】上为细末，炼蜜为丸，如弹子大。每服一丸，姜汤嚼下，不拘时候。

丁香丸

方一

【出处】（宋）太平惠民和剂局《太平惠民和剂局方》卷三

【组成】丁香一两　木香一两　猪牙皂角一两（去皮，炙焦黑，为细末）　肉桂一两（去粗皮）　干姜一两（炮）　好墨一两（烧，醋淬）　青皮三两（去白）　附子二两（炮，去皮脐）　京三棱二两（炮，捣碎）　蓬莪术二两（炮，捣碎）　黑牵牛二两（炒为细末）　川大黄二两（别为细末）　干漆二两（碎，炒令烟尽，为细末）巴豆霜一钱半（先用醋煎硇砂令热，下巴豆霜，煎二两沸，下大黄末熬膏）　硼砂二两（别研）

【主治】积滞不消，心腹坚胀，痰逆呕哕，噫醋吞酸，胁肋刺痛，胸膈痞闷；或反胃恶心，食欲不下，气上冲胸，痞噎不痛；食癥酒癖，血瘕气块，时发刺痛，全不思食。

【用法】上以大黄、硇砂、巴豆膏和丸，如绿豆大，每服一二丸，茶、酒任下。如要化癥瘕癖块，用生姜汤送下七丸，并食后、临卧服之。

方二

【出处】（宋）赵佶《圣济总录》卷七十二

【组成】丁香半两　乳香半两（研）　木香半两　肉豆蔻半两（去壳）　当归半两（切，焙）　青橘皮半两（去白，焙）　京三棱半两（煨，锉）　紫菀一两（去苗土）　干姜一两（炮）　附子一两（炮裂，去皮脐）　巴豆一两（去皮心膜，出油，研）　鳖甲二两（去裙襕，醋炙）　丹砂一分（研）

【主治】食癥气坚，腹中疼痛。

【用法】上一十三味，捣罗十味为末，与丹砂、巴豆、乳香拌匀，又入荞麦面一匙，旋滴新汲水，和捣五千杵，众手丸如绿豆大。每服三丸至五丸，先煎浆水令沸，入药煮少顷，漉出暴干，茶、酒任下。要转利，以冷茶送下，热茶投之。

✦ 近现代名老中医经验方 ✦

杨少山旋石汤

【出处】《肿瘤古今名医临证实录丛书》，中国医药科技出版社，2013

【组成】旋覆花12g（包）　山豆根10g　清半夏15g　代赭石30g　白芍20g　柴胡15g　郁金15g　茯苓20g　瓦楞子30g　川楝子15g　蜂房10g　全蝎10g　料姜石60g

【功用】降逆镇冲，化痰理气，疏肝解郁，软坚散结，和胃健脾，清热解毒，散瘀止痛，利水消肿。

【主治】食管癌肝气郁结，痞胀烦躁，呃逆时作。

【用法】一剂药煎两遍，合在一起，分两次服。

【论述】本方用白芍、柴胡、郁金疏肝解郁；旋覆花、代赭石、清半夏、料姜石降逆镇冲，和胃健脾；瓦楞子软坚散结；山豆根、蜂房、全蝎清热解毒，消肿祛瘀；川楝子理气止痛；茯苓利水理脾。

五、心血管并发症

✦ 古代医籍方 ✦

丁沉丸

方一

【出处】（宋）王衮《博济方》卷二

【组成】丁香半两 沉香半两 木香半两 槟榔半两 白豆蔻半两 云南根半两 肉豆蔻半两（去皮） 甘草半两（炙） 青皮半两（去白） 人参二两 茯苓二两 吴白术四两 官桂一分 丁香皮半两 诃子一两（去核） 麝香一钱（研） 玄参一两半 柳桂一分 干姜一分（炮） 金钗石斛一分

【主治】脾胃一切气不和，吐逆不思饮食，霍乱不止，心腹刺痛，膨闷胸膈噎塞，久积虚气，伤酒痰逆，妇人血气及月候不调。

【用法】上二十味同为细末，续入麝香，和匀，炼蜜为丸，如酸枣大。每服半丸或一丸，嚼烂，炒生姜、橘皮、盐汤送下，温酒亦可；妇人炒生姜、橘皮、醋汤送下。

方二

【出处】（宋）太平惠民和剂局《太平惠民和剂局方》卷三

【组成】甘草五两（炙） 青皮五两（去瓤，锉，炒） 丁香五两 白豆蔻仁

五两 沉香五两 木香五两 槟榔五两 肉豆蔻仁五两 白术四十两（锉，微炒）
人参十两（去芦） 茯苓十两（去皮） 诃黎勒十两（煨，取皮） 肉桂二两半（去
粗皮） 干姜二两半（炮裂） 麝香一两（别研）

【主治】一切冷气攻心腹，胁肋胀满刺痛，胸膈噎塞，痰逆恶心，噫气吞酸，
不思饮食，胃中冷逆，呕吐不止；翻胃隔气，宿食留饮，心痛霍乱；妇人血气心
腹痛。

【用法】上为细末，入麝香令匀，炼蜜和丸，如酸枣大。每服一丸，细嚼，炒
生姜盐汤送下；温酒亦得，空心、食前服。

方三

【出处】（宋）魏岘《魏氏家藏方》卷五
【组成】肉豆蔻（面裹，煨） 丁香（不见火） 白豆蔻仁 木香（不见火） 缩
砂仁 槟榔 麦蘖（炒） 诃子皮 面姜 青皮（去瓤） 人参（去芦） 胡椒各
等分

【主治】气逆，脾胃不和，痞闷胸胁，噎塞不利；或气时上攻冲，饮食减少。
【用法】上等分为细末，炼蜜丸，弹子大，每服一丸，食前盐汤嚼下。

方四

【出处】（朝鲜）金礼蒙《医方类聚》卷一〇六
【组成】丁香一两 沉香一两 木香一两 诃黎勒皮一两 附子一两（炮） 硇
砂一两（水飞过） 干姜一两（炮） 青橘皮一两（去白） 神曲一两（别杵） 槟榔
一两半 桃仁一百二十个（汤浸去皮，麸炒黄）

【主治】五种膈气，壅塞气逆，心腹胀痛，宿食不消。
【用法】上药捣为末，以硇砂、神曲，别以酒煮为膏和搜，丸如梧桐子大。每
服二十丸，生姜汤送下。

嘉禾散

【出处】（宋）太平惠民和剂局《太平惠民和剂局方》卷三

【组成】枇杷叶一两（去毛，尽涂姜汁，炙令香熟为度） 薏苡仁一两（微炒） 白茯苓一两（去皮） 人参一两（去芦） 缩砂仁一两（去皮） 大腹子三分（微炒） 随风子三分（如无，楝实，诃子亦得） 杜仲三分（去皮，用姜汁与酒合和涂，炙令香熟微焦） 石斛三分（细锉，酒拌，微炒） 藿香叶三分 木香三分 沉香三分 陈皮三分（去白） 谷蘖半两（微炒） 槟榔半两（炒） 丁香半两 五味子半两（微炒） 白豆蔻半两（微炒，去皮） 青皮半两（去瓤） 桑白皮半两（微炒） 白术二两（炒） 神曲一分（微炒） 半夏一分（汤洗七遍，生姜一分，切作片子，与半夏同捣烂，作饼炙黄） 甘草一两半（炙）

【功用】育神养气，和补脾胃，进美饮食。

【主治】中满下虚，五噎五膈，脾胃不和，胸膈痞闷，胁肋胀满，心腹刺痛，不思饮食，或多痰逆，口苦吞酸，胸满短气，肢体怠惰，面色萎黄；如中焦虚痞，不任攻击，脏气虚寒，不受峻补，或因病气衰，食不复常，禀受怯弱不能多食，尤宜服之。

【用法】上捣罗为末。每服二钱，水一盏，入生姜二片，肥枣三枚，同煎至七分，温服，不计时候。及疗四时伤寒，能调治阴阳，使无变动，克日得安。如疗五噎，入干柿一枚同煎，十服见效；如疗膈气，吐逆羸困，入薤白三寸，枣五枚同煎，妇人亦可服。

蓬煎丸

【出处】（宋）太平惠民和剂局《太平惠民和剂局方》卷三

【组成】猪胰一具 京三棱四两 蓬莪术四两（二味醋煮令透，切，焙，为末）（以上二味同猪胰入硇砂熬膏） 川楝子二两（去核） 山药二两 槟榔二两 枳壳二两（去瓤，麸炒） 茴香二两（炒） 附子二两（炮，去皮、脐） 硇砂半两

【功用】顺气宽中，消积滞，化痰饮。

【主治】脾胃虚弱，久有伤滞，中脘气痞，心腹膨胀，胁下坚硬，胸中痞塞，噎气不通，呕吐痰水，不思饮食，或心腹引痛，气刺气急，及疗食癥酒癖，血瘕气块，时发疼痛，呕哕酸水，面黄肌瘦，精神困倦，四肢少力。女人血气不调，小腹痛痛。

【用法】上为碾细末，入猪胰、硇砂膏，同醋糊为丸，如梧桐子大。每服十丸

至十五丸，生姜汤下，妇人淡醋汤下，不计时候，更量虚实加减。

【备注】本方方名，《普济方》引作"蓬术煎丸"。

六、吻合口瘘

✦ 古代医籍方 ✦

丁香饼子

【出处】（清）丁尧臣《奇效简便良方》卷十八

【组成】丁香一两　木香一两　白豆蔻半两　半夏曲半两　神曲半两　白术一两　白姜一两半　陈皮一两半　人参三钱　荜澄茄三钱　肉豆蔻半两　甘草二钱

【主治】脾胃虚寒，痰逆呕吐，饮食减少，十膈五噎，翻胃恶心。

【用法】上为细末，用生姜汁煮糊，和作饼子，如棋子大，每服一饼，空心嚼细，生姜汤送下。

聚香羊肉丸

【出处】（宋）吴彦夔《传信适用方》卷一

【组成】木香半两（湿纸裹，微炮，锉）　丁香半两（去梗，不见火）　白豆蔻半两（去壳）　红豆半两（炒）　肉豆蔻半两（湿纸裹，炮，锉碎）　胡椒半两（炒）　附子半两（炮裂，沸汤泡，去脐，锉）　荜茇半两（炒）　干姜半两（锉，炒，洗净）　诃子肉半两（炮，去核）　高良姜半两（去芦，锉碎，洗，焙）　陈皮半两（汤泡，去白，焙干）　草果子半两（去壳并皮）　厚朴半两（去粗皮，以生姜杵碎，半两，并厚朴半两淹一宿，炒令黄色）　肉苁蓉一两（酒浸一宿，微炙，切片）　鹿茸一两（去皮毛，劈片，酥炙令紫黄色，洗净）　缩砂仁三两　精羊肉二斤（去筋膜，净取，成片薄批，盐、酒、葱各少许，淹两时辰，沸汤焯过，取出压干，研如松脯，焙干入）

【主治】脾元久虚，胸膈噎塞，呕逆恶心，痰逆，腹肚疼痛，脏腑泄泻，两胁胀闷，腹内虚鸣，饮食不进，面无颜色，渐成虚羸，精神不爽，四肢乏力，口苦舌干，老人久不思食。

【用法】上为细末，别用神曲研为细末，做熟糊丸如梧桐子大，候干。每服六十粒，米饮、温酒任便吞下，食前服。

十八味丁沉透膈汤

【出处】（宋）太平惠民和剂局《太平惠民和剂局方》卷三

【组成】白术二两　炒香附一两　人参一两　缩砂仁一两　炙丁香半两　麦芽半两　煨肉豆蔻半两　白豆蔻半两　木香半两　青皮半两　炙甘草一两半　沉香七钱半　陈皮七钱半　藿香七钱半　厚朴七钱半（麸炒）　炒神曲二钱半　半夏二钱半（汤泡七次）　草果二钱半　（一本无丁香、白豆蔻，有白芷、槟榔各半两）

【主治】脾胃不和，中寒上气，胁肋胀满，心腹胀满，痰逆恶心，或时呕吐，饮食减少，十膈五噎，痞塞不通，噫气吞酸，口苦失味等症。

【用法】上咬咀。每四钱，水二大盏，姜三片，枣一个，煎八分，去滓热服。

调中散

【出处】（清）程钟龄《医学心悟》卷三

【组成】北沙参三两　荷叶一两（去筋净）　广陈皮一两（浸去白）　茯苓一两　川贝母一两（去心，黏米拌炒）　丹参二两　陈仓米三两（炒熟）　五谷虫一两（酒炒焦黄）

【功用】通噎膈，开关和胃。

【用法】共为细末，每用米饮调下二钱，日二服。

钟乳健脾散

【出处】（宋）魏岘《魏氏家藏方》卷二

【组成】成炼钟乳粉二两　人参二两（去芦）　肉豆蔻一两（面裹，煨）　诃子一两（煨，去核）　高良姜一两（炒）　厚朴一两（去粗皮，姜制，炒）　白茯苓一两（去皮）　甘草一两（炙）　陈皮一两（去白）　神曲一两（炒）　草果仁一两　麦蘖一两（炒）　干姜一两半（炮，洗）

【主治】一切冷气所致脾胃久虚，胸膈痞塞，膈气噎塞。

【用法】上为细末。每服二钱。以水一盏，加生姜三片，大枣一枚，盐一捻，同煎至七分。通口服，不拘时候。

✦ 近现代名老中医经验方 ✦

郑玉玲补瘘散

【出处】中国中西医结合杂志，1992（6）：337

【组成】生黄芪 30g　白及 30g　生海螵蛸 30g　橡皮 15g　煅珍珠 9g　枯矾 10g　麝香 2g　马勃 30g

【功用】益气养血，生肌敛肉。

【主治】食管癌穿孔后。

【用法】上药共研细末，装瓶密封。先用藕粉或山药粉约 15g 加水 15～20mL，用文火制成稠糊状，然后取补瘘散 4～5g 放入糊内搅匀，待不烫时服用。食管后壁穿孔可取仰卧位，穿孔在左侧取左卧位，穿孔在右侧取右卧位，徐徐吞咽，不可咽之过快，每日 3 次。临睡前服药最重要。服药后不要饮水。

第三章 治疗食管癌疗后相关副作用方剂

一、食管癌术后

✦ 近现代图书和期刊方 ✦

西洋参葛根汤

【出处】《江苏中医杂志》，1986（5）：26

【组成】西洋参 5g 煨葛根 10g 黄芩 10g 黄连 5g 白头翁 10g 北秦皮 10g 木香 10g（煨） 扁豆衣 10g 甘草 5g（生） 鲜五方草 10g

【主治】食管癌。术后腹泻。

【用法】水煎服，每日 1 剂，早晚分服。

旋覆代赭石汤加减

【出处】《河南中医》，1987（1）：21

【组成】旋覆花 10g（包） 党参 10g 法半夏 10g 甘草 10g 代赭石 30g 大枣 30g 生姜 5g

【主治】食管癌手术后并发症。

【加减】气虚加黄芪 30g，黄精 10g；血虚加当归 10g，熟首乌 10g；阴虚加沙参 15g，麦冬 15g；阳虚去法半夏，加熟附片 10g，桂枝 5g；胸痛加延胡索 10g，丹参 30g；腹胀加木香 6g，厚朴 6g；纳差加神曲 10g，山楂 10g，谷芽 20g，麦芽 20g；大便溏泄去代赭石，加白术 15g，茯苓 30g，扁豆 30g。

【用法】水煎服，每日 1 剂，早晚分服。

✦ 近现代名老中医经验方 ✦

黎月恒八珍汤加减

【出处】《湖南中医杂志》，2018（8）：25-27

【组成】黄芪　白参　茯苓　白术　当归　生地黄　白芍　赤芍　陈皮　麦芽　鸡内金

【功用】益气养血，健脾和胃。

【主治】食管癌术后。

【加减】气虚明显者，重用黄芪、白参；血虚者，加鸡血藤、何首乌；发热者，可加牡丹皮、连翘；汗出恶风者，可加煅牡蛎、五味子、防风；阳虚者，加制附片、桂枝；胸痛者，加延胡索、丹参；腹胀腹痛者，加桃仁、厚朴、乌药；纳差者，加砂仁、炒山楂；便溏者，加薏苡仁、吴茱萸、黄连。

【用法】水煎服，每日1剂，早晚分服。

【论述】早期食管癌患者首选手术治疗，在手术过程及术后早期恢复过程中，人体正气均受到损伤。首先是手术过程中大量失血，使患者气血大伤，正气亏损。其次手术改变了人体消化道正常的解剖组织，导致脾胃受纳腐熟功能减退，脾胃为后天之本、气血生化之源，脾胃功能受损，加之术后禁食及纳差等因素使患者营养缺乏。脾胃生化乏源，气血津液进一步耗伤，故术后患者治疗以扶正为主。

黎月恒六君子汤合半夏厚朴汤加减

【出处】《湖南中医杂志》，2018（8）：25-27

【组成】黄芪　白参　茯苓　白术　法半夏　厚朴　砂仁　陈皮　苏梗　瓦楞子　甘草

【主治】食管癌术后出现吻合口瘘、胸腔感染、反流性食管炎、胃排空障碍等并发症。

【加减】嗳气呕吐者，加沉香、姜竹茹；胸骨后烧灼疼痛感者，加栀子、丹参、延胡索；吞咽不利者，加枳实、威灵仙、莱菔子、牛蒡子；胸胁脘腹胀痛者，加柴胡、郁金、桃仁。

【用法】水煎服，每日 1 剂，早晚分服。

【论述】吻合口瘘，胸腔感染的原因归纳为术中离经之血壅滞体内，瘀血内生，郁久化热，热毒内生，病机为瘀血凝滞，热毒蕴结，术后出现反流性食管炎及胃排空障碍的病机主要为手术损伤脾阳，脾胃阴阳燥湿相济失调，脾失健运，不能为胃行其津液，胃纳不振，胃失和降，胃气上逆，脾胃升降功能失调所致。

马喜民自拟方三

【出处】《辽宁中医药大学学报》，2008（4）：82-83

【组成】生黄芪 30g　炒白术 12g　茯苓 15g　陈皮 9g　制半夏 12g　生南星 30g　蛇六谷 30g　葛根 9g　僵蚕 12g　蜂房 12g　川芎 9g　水蛭 6g　怀山药 30g　天龙（蜈蚣）2 条　石见穿 30g　天麻 12g　菟丝子 15g　补骨脂 12g　鸡内金 12g（炙）　炒谷芽 30g　麦芽 30g

【功用】益气健脾，软坚化痰，清热解毒。

【主治】食管鳞癌术后。证型属脾气虚弱，痰毒瘀结，清阳不升。

【用法】水煎服，每日 1 剂，早晚分服。共 7 剂。

钱伯文参苓白术散加减

【出处】《名老中医话癌症》，金盾出版社，2013

【组成】白花蛇舌草 30g　生薏苡仁 30g　党参 20g　白术 20g　仙鹤草 20g　佛手 20g　茯苓 15g　淫羊藿 15g　生地黄 12g　熟地黄 12g　焦山楂 12g　焦神曲 12g　陈皮 10g　莪术 10g　枳壳 9g

【功用】益气健脾，养阴抗癌。

【主治】食管癌术后。症见：胃脘灼热、疼痛，神疲乏力，纳差，形瘦，自汗不止，舌黄苔腻，脉弦。

【用法】水煎服，每日 1 剂，早晚分服。

史兰陵食管癌汤

【出处】《古今名医临证实录丛书：肿瘤》，中国医药科技出版社，2013

【组成】青黛 3g　玄参 6g　丹参 9g　生赭石 20g　石斛 9g　枇杷叶 9g　金银花 20g　枳壳 6g　生半夏 3g　乌梅 2.4g　草豆蔻 6g　桃仁 6g　谷芽 15g　甘草 3g

【功用】活血扶正养阴。

【主治】食管癌术后。

【用法】水煎服，每日 1 剂，早晚分服。

宋洪恩柴苓和胃方

【出处】《实用中医肿瘤学》，中医古籍出版社，2006

【组成】半枝莲 30g　杭白芍 15g　藤梨根 15g　醋柴胡 9g　黄芩 9g　焦白术 9g　茯苓 9g

【功用】疏肝健脾和胃，祛邪解毒抗癌。

【主治】食管癌术后脾胃不和者。

【用法】水煎服，每日 1 剂，早晚分服。

宋洪恩三参术前方

【出处】《实用中医肿瘤学》，中医古籍出版社，2006

【组成】白花蛇舌草 24g　白毛藤 24g　党参 15g　太子参 15g　黄芪 15g　白术 12g　茯苓 12g　黄精 12g　女贞子 12g　沙参 10g　金银花 10g　甘草 3g

【功用】益气养血。

【主治】食管癌手术前。

【用法】水煎服，每日 1 剂，早晚分服。术前连服 2 ～ 3 日。

宋洪恩参术补益方

【出处】《实用中医肿瘤学》，中医古籍出版社，2006

【组成】半枝莲 30g　白花蛇舌草 30g　沙参 15g　太子参 15g　石斛 15g　焦神曲 15g　山楂 15g　玄参 9g　麦冬 9g　玉竹 9g　白术 9g　茯苓 9g　陈皮 9g　佛手 9g

【功用】益气养阴和胃，祛邪解毒抗癌。

【主治】食管癌术后气阴两虚者。

【用法】水煎服，每日 1 剂，早晚分服。

王晞星健脾疏肝和胃方加减

【出处】《全国名中医医案集粹·肿瘤》，中山大学出版社，2018

【组成】太子参（党参）　白术（苍术）　茯苓　半夏　陈皮　柴胡　白芍　枳实　甘草

【功用】健脾疏肝和胃。

【主治】脾虚肝郁型食管癌。

【用法】水煎服，每日 1 剂，早晚分服。

【论述】此证型常见于年老体衰、食管癌术后、多程化疗后，正气不足，脾胃受困，肝气不舒。年老体衰，多病缠身，无手术机会，或体质不耐受化疗。手术之后，元气亏虚，中气不足，升降不利，纳运失职。化疗既是治病之法，又是致病之因。多程化疗，脾胃受损，生化乏源，气血虚弱。

徐景藩食管、胃癌术后养胃汤

【出处】《国医大师徐景藩经验良方赏析》，人民军医出版社，2013

【组成】藿香 10g　佩兰 10g　制厚朴 10g　炒陈皮 10g　炙紫菀 10g　法半夏 10g　杏仁 10g　炒枳壳 10g　生甘草 3g　谷芽 30g　冬瓜子 30g　炙麻黄 5g　石菖蒲 5g

【功用】苦温化湿，燥湿祛痰，行气和胃。

【主治】食管中段癌切除术后仍然不思饮食，进食极少，上腹痞满，甚则泛恶，舌苔白腻，宣化失司。

【用法】水煎服，每日 1 剂，早晚分服。

二、食管癌化疗后

✦ 近现代名老中医经验方 ✦

李玉奇一效煎

【出处】《国医大师卷：李玉奇》，中国中医药出版社，2011

【组成】红参 10g　黄芪 40g　山药 40g　党参 20g　白术 15g　柿蒂 15g　甘松 15g　大枣 10g　藿香 10g　当归 25g　鳖甲 20g　马齿苋 20g　白蔹 20g　白花蛇舌草 20g　白扁豆 15g　竹茹 10g　半夏 10g

【功用】补脾益气，健中和胃。（抗化疗毒副作用）

【主治】恶性肿瘤化疗后。

【用法】水煎服，每日 1 剂，早晚分服。连服 15 剂为 1 疗程，可间歇服药。

【论述】近代临床医学对恶性肿瘤的治疗手段是手术、放疗和化疗。而化疗毒性反应强烈，对机体损伤很大，时而不得不中途停药。患者表现头晕呕吐，全无食欲，体态日渐衰弱，行动出汗，微有低热，嗜睡。由于药物毒性反应，健康状态亦随之恶化，引起气阴两虚，尤其损及脾气，使脾难以统血，不能运化水谷之精微，而致贫血。由于大量杀伤白细胞，机体失去抗病能力，更易被外邪入侵。经多年临床研究，探索出抗化疗毒副作用治疗方法，用之颇验。患者服药后贫血指征很快得到纠正，症状亦相应随之消退，食欲明显恢复，可以继续接受化疗。

宋洪恩半夏泻心汤

【出处】《实用中医肿瘤学》，中医古籍出版社，2006

【组成】党参 20g　黄芪 20g　制半夏 10g　干姜 6g　黄连 6g　黄芩 10g　大枣
7 枚　全当归 15g　槟榔 10g　甘草 3g

【主治】食管癌化疗后。

【用法】水煎取浓缩液 200mL 口服，每日 1 剂，于化疗前 3 天开始服，连用 7
周，服药困难者可灌肠。

宋洪恩加减通幽方

【出处】《实用中医肿瘤学》，中医古籍出版社，2006

【组成】太子参 15g　炙黄芪 15g　生地黄 15g　熟地黄 15g　全当归 12g　黄药
子 10g　陈皮 10g　赤芍 10g　白芍 10g　桃仁 10g　急性子 10g　姜半夏 10g　制南
星 10g

【主治】食管癌化疗后。

【用法】水煎频服，每日 1 剂，2 个月为 1 个疗程，每疗程间停服 1 周，连用 3
个疗程。

宋洪恩双补方

【出处】《实用中医肿瘤学》，中医古籍出版社，2006

【组成】太子参 15g　白术 15g　菟丝子 15g　天冬 15g　山茱萸 15g　草河车
15g　莪术 15g　巴戟天 10g

【主治】食管癌化疗后。

【用法】水煎服，每日 1 剂，分 3 次温服，服 3 ～ 5 剂后加化疗。

宋洪恩玄豆抗瘤汤

【出处】《实用中医肿瘤学》，中医古籍出版社，2006

【组成】旋覆花 10g（包）　陈皮 10g　法半夏 10g　厚朴 10g　生地黄 10g　代赭石 15g　玄参 15g　山豆根 15g　丹参 15g

【主治】食管癌化疗后。

【用法】水煎服，每日 1 剂，早晚分服。

宋洪恩旋覆赭石加味汤

【出处】《实用中医肿瘤学》，中医古籍出版社，2006

【组成】旋覆花 9g（包）　生姜 9g　半夏 9g　代赭石 15g（先煎）　莪术 15g　人参 6g（蒸兑）　三七粉 6g（冲服）　甘草 6g　大枣 4 枚　蜈蚣 2 条

【主治】食管癌化疗后。

【用法】水煎服，每日 1 剂，早晚分服。

宋洪恩益气消积汤

【出处】《实用中医肿瘤学》，中医古籍出版社，2006

【组成】党参 30g　蝉蜕 30g　白花蛇舌草 30g　山慈菇 30g　半枝莲 30g　徐长卿 30g　牡蛎 30g　茯苓 15g　炒白术 15g　威灵仙 15g　砂仁 10g　白豆蔻 10g　川楝子 10g　延胡索 10g　鸡内金 10g　鳖甲 10g　麝香 0.1g（冲服）

【主治】食管癌化疗后。

【用法】水煎服，每日 1 剂，早晚分服。15 天为 1 疗程。

杨少山经验方六

【出处】《肿瘤的中医诊疗》，中国中医药出版社，2007

【组成】半夏 9g　太子参 15g　白术 9g　茯苓 9g　甘草 6g　陈皮 9g　广木香 6g　砂仁 3g　鸡内金 9g

【主治】食管癌，化疗过程中饮食不香者。

【用法】水煎服，每日 1 剂，早晚分服。

杨少山经验方七

【出处】《肿瘤的中医诊疗》，中国中医药出版社，2007

【组成】炒陈皮 9g　清半夏 9g　茯苓 9g　甘草 6g

【主治】食管癌，化疗过程中恶心呕吐者。

【加减】加生姜治胃寒呕吐，加淡竹茹治胃热呕吐。

【用法】水煎服，每日 1 剂，早晚分服。

于余辛食管癌化疗后自拟方

【出处】《常见肿瘤中医临证康复》，科学技术文献出版社，2015

【组成】黄芪 30g　人参 15g（另炖）　当归 10g　陈皮 6g　厚朴 10g　姜半夏 10g　升麻 6g　柴胡 10g　香附 10g　白芍 15g　菟丝子 15g　鸡内金 20g　麦芽 10g　神曲 10g　乌药 10g　佛手 10g　川芎 10g　海螵蛸 10g（研末冲服）　甘草 6g

【功用】补气益血，健脾益胃。

【主治】食管癌化疗后（气血亏虚证）。症见：乏力、恶心、纳差、怕冷、口干、夜寐欠安，舌淡，苔白腻，舌中间稍有裂纹，脉象弦数。

【用法】每日 1 剂，水煎服，早晚分服。

周仲瑛乌梅丸

【出处】《浙江中医药大学学报》，2018（4）：287-289

【组成】乌梅 15g　辽细辛 9g　干姜 9g　川黄连 6g　黄柏 9g　制附子 6g（先煎）　蜀椒 9g　桂枝 9g　潞党参 15g　白芍 10g　生地黄 10g　枸杞 10g　鸡血藤 20g　半枝莲 30g　白花蛇舌草 20g　红豆杉 20g　山慈菇 15g

【主治】食管癌化疗所致寒热错杂型腹泻。

【加减】食管癌化疗除常发生腹泻外，尚可见其他毒副作用，如见恶心、呕吐明显者，可在上方中加生姜、半夏以和胃降逆止呕；如有全身皮疹、瘙痒不适者，可合用院内制剂消风冲剂祛风止痒；若见手足麻木者，可加桑枝活血通络。

【用法】水煎服，每日 1 剂，早晚分服。

【论述】食管癌术后，从痰、气、瘀、虚、毒论治，始终以扶正祛邪为原则，祛邪重在化痰理气、活血化瘀、清热解毒等相互配伍合用，扶正以健脾和胃、益气养阴为主，针对病情分期、病机演变调整扶正与祛邪的主次，选药性多平和，注意顾护脾胃后天之气。脾胃虚弱、气阴不足，常选香砂六君子汤、沙参麦冬汤为主，补气与行气之品同用，共奏通补兼施之效。癌毒蕴结或癌毒走注者，一般周老选用解毒、化毒之品，而非攻毒之品，这有别于治疗颅内肿瘤等其他肿瘤。热毒选用白花蛇舌草、山慈菇、半枝莲；湿毒常用土茯苓、菝葜、石上柏、半边莲；痰毒常用法半夏、露蜂房、白毛夏枯草；瘀毒常用炙僵蚕、地龙、鬼箭羽、凌霄花等祛瘀解毒。

三、食管癌放疗后

✦ 近现代图书和期刊方 ✦

养阴清热汤

【出处】《天津中医》，1988（3）：6

【组成】生地黄 15g　玄参 15g　麦冬 15g　南沙参 15g　石膏 80～100g　连翘

10g　桃仁 10g　牡丹皮 10g　甘草 10g　金银花 30g

【主治】食管癌放疗反应。

【加减】气虚加党参 15g，黄芪 30g；血虚加当归 10g，首乌 10g；胸疼加延胡索 10g，川楝子 10g；恶心呕吐加代赭石 30g，旋覆花 10g；纳差加神曲 10g，谷芽30g，麦芽 30g。

【用法】水煎服，每日 1 剂，早晚分服。

益气养阴解毒方

【出处】《中医肿瘤学》（下），科学出版社，1985

【组成】南沙参 20g　北沙参 20g　石斛 15g　天冬 15g　麦冬 15g　生黄芪 20g太子参 30g　生地黄 20g　玄参 15g　黄芪 10g　龙葵 30g　半枝莲 30g　重楼 15g

【主治】肺癌、胃癌、肝癌、食管癌的手术治疗、放疗或化疗之后。

【用法】水煎服，每日 1 剂，早晚分服。

✦ 近现代名老中医经验方 ✦

黎月恒六君子汤合沙参麦冬汤加减

【出处】《湖南中医杂志》，2018（8）：25-27

【组成】黄芪　党参　白术　茯苓　陈皮　沙参　麦冬　石斛　玄参　甘草

【主治】放疗阶段食管癌患者接受放疗期间，并发放射性食管炎、放射性肺炎。症见：吞咽梗塞不适，难于进食，大便干结，口干咽燥，咳嗽多痰。

【加减】口燥咽干甚者，加天花粉、芦根；食欲不振者，加麦芽、谷芽、鸡内金；恶心呕吐者，加砂仁、法半夏；失眠烦躁者，加酸枣仁、五味子；便秘者，加枳实、大黄（后下）；发热者，加黄芩、地骨皮。

【用法】水煎服，每日 1 剂，早晚分服。

宋洪恩放疗后方

【出处】《实用中医肿瘤学》，中医古籍出版社，2006

【组成】麦冬 12g　天冬 12g　白茅根 12g　党参 12g　茯苓 12g　玄参 9g　玉竹 9g　金银花 9g　生地黄 10g　沙参 10g　知母 10g　白术 10g　白花蛇舌草 30g　白英 30g　丹参 15g　甘草 3g

【主治】食管癌放疗后。

【用法】水煎服，每日 1 剂，早晚分服。

宋洪恩扶正增敏汤

【出处】《实用中医肿瘤学》，中医古籍出版社，2006

【组成】生黄芪 30g　鸡血藤 15g　生地黄 15g　枸杞子 15g　女贞子 15g　川芎 12g　红花 10g　天花粉 10g　全当归 10g　太子参 10g　瓜蒌 10g　白术 10g

【功用】活血化瘀，扶正培本，增加放疗敏感性。

【用法】水煎服，每日 1 剂，早晚分服。连用 6 周。

王键自拟方二

【出处】《安徽中医药大学学报》，2015，34（4）：40-41

【组成】炙黄芪 40g　党参 30g　鸡血藤 30g　炒麦芽 20g　炒谷芽 20g　冬凌草 20g　炒白术 15g　半枝莲 15g　白花蛇舌草 15g　枸杞子 12g　金钗石斛 12g　补骨脂 10g　法半夏 10g　制厚朴 10g　陈皮 10g　炙甘草 10g

【功用】固本培元，化湿和中，调畅气机。

【主治】食管癌放射治疗术后诸症。

【用法】水煎服，每日 1 剂，早晚分服。

【论述】如今食管癌患者接受放射治疗、化学治疗的数量逐年升高，伴随的术后相关并发症也相应上升，常出现不同程度的脾胃功能失调，如食欲减退、脘腹痞胀、恶心呕吐症状。王键针对肿瘤术后病机，常以固本培元汤为主方解毒抗癌，主要药物有炙黄芪、炒白术、党参、生地黄、淫羊藿、鸡血藤、白花蛇舌草等。其中党参、黄芪、白术益气健脾，以资化源，淫羊藿、鸡血藤、白花蛇舌草主要针对肿瘤发生发展过程中邪毒积聚、郁而化热之病机，其他药物可以根据症状以及舌脉的变化灵活化裁。

张代钊扶正解毒冲剂

【出处】《中医杂志》，2011（10）：821-823

【组成】黄芪　生地黄　金银花　黄连　石斛　麦冬　枸杞子

【主治】食管癌放疗后，减轻食管癌放疗副作用，提高放疗的完成率。

【用法】水煎服，每日 1 剂，早晚分服。

主要参考文献

［1］贾堃.癌瘤中医防治研究［M］.西安：陕西科学技术出版社，1980.

［2］沈元良.名老中医话癌症［M］.北京：金盾出版社，2013.

［3］张竞之，柯宗贵.全国名中医医案集粹·肿瘤［M］.广州：中山大学出版社，2018.

［4］郝学羽.王晞星教授治疗食管癌的证治规律研究［D］.太原：山西省中医药研究院，2016.

［5］李云峰.中药治愈癌症良方［M］.济南：山东大学出版社，1990.

［6］王伟彪.古今名医临证实录丛书：肿瘤［M］.北京：中国医药科技出版社，2013.

［7］邓绍明.中医治疗肿瘤临床新探［M］.北京：民主与建设出版社，2010.

［8］郑伟达.肿瘤的中医诊疗［M］.北京：中国中医药出版社，2007.

［9］杨剑横，何奇.常见肿瘤中医临证康复［M］.北京：科学技术文献出版社，2015.

［10］邹广文，张伯刚.张伯刚临证验方集［M］.太原：山西科学技术出版社，2018.

［11］贾立群，朱世杰.现代名中医肿瘤科绝技［M］.北京：科学技术文献出版社，2002.

［12］张士舜.张士舜癌症治验录［M］.石家庄：河北科学技术出版社，2015.

［13］周维顺.国家级名老中医周维顺恶性肿瘤治疗经验集［M］.杭州：浙江大学出版社，2016.

［14］孙杰.基于数据挖掘的周仲瑛教授治疗食管癌病案回顾性研究［D］.南京：南京中医药大学，2010.

［15］朱建平.朱良春精方治验实录［M］.北京：人民军医出版社，2010.

［16］陈树森.百病良方［M］.北京：解放军出版社，2005.

［17］中国中医研究院中药研究所.全国中药成药处方集（沈阳方）［M］.北京：人民卫生出版社，1962.

［18］王永炎.实用中医内科学［M］.上海：上海科学技术出版社，2009.

［19］张代钊.中西医结合治疗癌症［M］.太原：山西人民出版社，1984.

［20］孙文奇，朱君波.药酒验方选［M］.太原：山西科学教育出版社，1985.

［21］孙秉严.癌症的治疗与预防［M］.北京：春秋出版社，1988.

［22］郭博信.梁秀清家传秘方选［M］.太原：山西科学技术出版社，1987.

［23］滕建甲.苗家实用药方［M］.北京：中医古籍出版社，2007.

［24］贾堃.中医癌瘤证治学［M］.西安：陕西科学技术出版社，1989.

［25］常敏毅.抗癌本草［M］.长沙：湖南科学技术出版社，1989.

［26］赵绍琴.赵绍琴临证400法［M］.北京：人民卫生出版社，2006.

［27］解发良.古今名方［M］.郑州：河南科学技术出版社，2001.

［28］刘嘉湘.刘嘉湘谈肿瘤［M］.上海：上海科技教育出版社，2004.

［29］沈双宏.国家名医杜建治疗肿瘤经验集萃［M］.北京：中国中医药出版社，2018.

［30］周宜强.实用中医肿瘤学［M］.北京：中医古籍出版社，2006.

［31］宋巍，杨海波.肿瘤的诊断与防治［M］.昆明：云南科技出版社，2018.

［32］陆锦燧.溪秘传简验方［M］.北京：中医古籍出版社，2004.

［33］李文亮，齐强.千家妙方［M］.北京：解放军出版社，1982.

［34］易磊.中国秘方大全［M］.上海：上海科学技术文献出版社，2010.

［35］成大权.经验效方四百八［M］.太原：山西科学教育出版社，1990.

［36］孙世发.消化内科顽症金方［M］.北京：科学技术文献出版社，2007.

［37］何奇，杨剑横.常见肿瘤中医临证治要［M］.北京：科学技术文献出版社，2014.

［38］周蕾，李和根，刘嘉湘.刘嘉湘辨证治疗食管癌经验［J］.浙江中西医结合杂志，2015（9）：805-807.

［39］弓树德，施义.国医大师周仲瑛运用乌梅丸治疗食管癌化疗所致寒热错杂型腹泻经验浅析［J］.浙江中医药大学学报，2018（4）：287-289.

［40］郭海，赵晓峰，龚婕宁，等.运用周仲瑛教授"癌毒"理论治疗食管癌的疗效观察［J］.中华中医药学刊，2017（2）：453-456.

［41］吴艳秋，郁兆婧，朱建华.朱良春教授运用扶正降逆通幽汤治疗食管癌经验撷菁［J］.云南中医学院学报，2016（2）：84-87.

［42］张惠芳.裴正学教授治疗食管癌验案举隅［J］.国医论坛，2003（2）：11.

［43］何立丽，孙桂芝.孙桂芝治疗食道癌经验［J］.辽宁中医杂志，2010（1）：17-18.

［44］唐武军，王笑民.郁仁存教授治疗食道癌的经验［J］.中国实验方剂学杂志，2008（9）：67，74，81.

［45］崔慧娟，张培宇.张代钊治疗食管癌经验［J］.中医杂志，2011（10）：821-823.

［46］曾玲芳，吴依辰，章慧，等.黎月恒运用中医药治疗食管癌经验［J］.湖南中医杂志，2018（8）：25-27.

［47］高安，刘华为.刘华为辨治食管癌经验探析［J］.时珍国医国药，2019（5）：1217-1218.

［48］陈莎莎，张爱琴，吴涛，等.中医药治疗食管癌的临床治疗进展［J］.中国肿瘤，2013（11）：909-913.

［49］赵克欣.益肾通消口服液治疗食管癌的临床研究［D］.济南：山东中医药大学，2002.

［50］孙丽娥.王俊显老师学术经验总结及癌症治疗方药规律的临床研究［D］.北京：北京中医药大学，2013.

［51］党会芬.裴氏噎膈方联合化疗治疗中晚期食管癌的临床研究［D］.兰州：甘肃中医药大学，2017.

［52］董春娇.食管癌中医文献研究及案例分析［D］.广州：广州中医药大学，2013.

［53］周宜强，韩丽华.李修五教授治疗疑难杂症的经验［J］.新中医，1991（5）：6-7.

［54］郑玉玲，邵梦扬.补瘘散治疗食管癌穿孔4例报告［J］.中国中西医结合杂志，1992（6）：337.